Mohammad Agha·Douglas Murphy

Guide to Musculoskeletal
Injections With Ultrasound

超声引导下
肌肉骨骼注射治疗

主　编　〔美〕　穆罕穆德·阿迦
　　　　　　　　道格拉斯·墨菲

主　译　袁　宇

U0339284

天津出版传媒集团

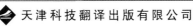
天津科技翻译出版有限公司

著作权合同登记号：图字：02-2016-319

图书在版编目（CIP）数据

超声引导下肌肉骨骼注射治疗／（美）穆罕穆德·阿
迦（Mohammad Agha），（美）道格拉斯·墨菲
（Douglas Murphy）主编；袁宇主译. — 天津：天津科
技翻译出版有限公司，2018.5
书名原文：Guide to Musculoskeletal Injections
With Ultrasound
ISBN 978-7-5433-3813-5

Ⅰ. ①超…　Ⅱ. ①穆…　②道…　③袁…　Ⅲ. ①肌肉–
注射　②骨骼–注射　Ⅳ. ①R452

中国版本图书馆 CIP 数据核字（2018）第 064583 号

The orignal English language work：
Guide to Musculoskeletal Injections with Ultrasound,1e,9781620700662
by Mohammad Agha MD, Douglas Murphy MD
has been published by：
Springer Publishing Company
New York, NY, USA
Copyright © 2016. All rights reserved.

中文简体字版权属天津科技翻译出版有限公司。

授权单位：Springer Publishing Company，LLC.
出　　版：天津科技翻译出版有限公司
出 版 人：刘 庆
地　　址：天津市南开区白堤路 244 号
邮政编码：300192
电　　话：(022)87894896
传　　真：(022)87895650
网　　址：www.tsttpc.com
印　　刷：北京博海升彩色印刷有限公司
发　　行：全国新华书店
版本记录：890×1240　32 开本　5.25 印张　300 千字
　　　　　2018 年 5 月第 1 版　2018 年 5 月第 1 次印刷
　　　　　定价：80.00 元
（如发现印装问题，可与出版社调换）

译校者名单

主　译　袁　宇　天津市天津医院

译　者　(按姓氏汉语拼音排序)

　　　　李茹婷　天津市天津医院

　　　　魏　瑶　天津市天津医院

　　　　尹蔚芳　天津市天津医院

　　　　袁　宇　天津市天津医院

审　校　(按姓氏汉语拼音排序)

　　　　高金妹　天津市天津医院

　　　　桂晓臣　天津市天津医院

编者名单

Mohammad Agha, MD, RMSK
Assistant Professor of Physical Medicine and Rehabilitation
Assistant Professor of Clinical Orthopaedic Surgery
Department of Physical Medicine and Rehabilitation
Department of Orthopaedic Surgery
University of Missouri–Columbia
Columbia, Missouri

Anuj Bhatia, MBBS, DNB, MD, FRCA, MNAMS, FFPMRCA, FIPP, FRCPC, EDRA, CIPS
Assistant Professor
Department of Anesthesia and Pain Management
University of Toronto;
Department of Anesthesia and Pain Management
Toronto Western Hospital
Toronto, Ontario, Canada

Carl P. C. Chen, MD, PhD
Associate Professor/Director
Department of Physical Medicine and Rehabilitation
Chang Gung Memorial Hospital
Taipei, Taiwan

Peter Dawson, MD
Resident Physician
Department of Physical Medicine and Rehabilitation
University of Missouri–Columbia
Columbia, Missouri

Victor Foorsov, MD
Resident
Department of Physical Medicine and Rehabilitation
Case Western Reserve University/MetroHealth Medical Center
Cleveland, Ohio

P. Troy Henning, DO
Assistant Professor
Department of Physical Medicine and Rehabilitation
University of Michigan
Ann Arbor, Michigan

Henry L. Lew, MD, PhD
Professor
John A. Burns School of Medicine
University of Hawaii at Mānoa
Honolulu, Hawaii;
Professor
Department of Physical Medicine and Rehabilitation
Virginia Commonwealth University School of Medicine
Richmond, Virginia

Douglas Murphy, MD, RMSK
Associate Professor
Department of Physical Medicine and Rehabilitation
Virginia Commonwealth University School of Medicine
Richmond, Virginia

Rosalyn Nguyen, MD
Assistant Professor
Sports Medicine, Physical Medicine and Rehabilitation
Baylor College of Medicine
Houston, Texas

Eugene Roh, MD
Clinical Assistant Professor
Physical Medicine and Rehabilitation
Department of Orthopaedics
Stanford University
Redwood City, California

Michael P. Schaefer, MD, RMSK
Director of Musculoskeletal Physical Medicine and Rehabilitation
Department of Physical Medicine and Rehabilitation and Orthopaedic and
        Rheumatologic Institute
Cleveland Clinic Foundation
Cleveland, Ohio

Javier I. Soares, MD
Polytrauma and Amputee/MSK Rehab Fellow Physician
Department of Physical Medicine and Rehabilitation
Hunter Holmes McGuire VA Medical Center
Richmond, Virginia

Brian Toedebusch, MD
Resident Physician
Department of Physical Medicine and Rehabilitation
University of Missouri–Columbia
Columbia, Missouri

Christopher Wolf, DO, FAAPMR
Assistant Professor
Department of Physical Medicine and Rehabilitation
University of Missouri–Columbia
Columbia, Missouri

中文版序言

　　随着我国经济的发展，人民生活水平的提高，对于健康的需求日益增多。近年来，疼痛医学、康复医学、运动医学等临床学科迅速发展，涵盖范围几乎遍及人体各部位。注射和神经阻滞是疼痛、康复、运动诊疗中的重要治疗手段，具有疗效确切、价格低廉、定位准确等优势，因此诊断、鉴别诊断、可视化治疗及治疗后评估是疼痛、康复、运动等临床医师的必备技能。长期以来，注射和阻滞治疗时通常靠解剖标志定位，凭借手感和经验来完成，治疗效果缺乏保证。采用放射学技术的引导大大提高了治疗的准确性，但是由于存在放射学损伤、对软组织层次显示效果差、需要 X 线设备和防护条件等原因，应用起来还是受到很多限制。随着可视化超声诊疗技术以及肌肉骨骼超声的快速发展，超声可清晰显示骨、关节、肌肉、肌腱、神经、滑囊等结构。可视化超声引导治疗具有实时显像、准确性高、无放射性损伤、操作简便和价格低廉等优势，实现了实时、精准、可视化的操作，可以减少药物剂量，提高治疗效果，减少并发症的发生，从而真正达到精准医疗之目的。

　　目前，我国医疗水平发展不平衡，多数疼痛、康复、运动等临床医师以及超声医师还没有有效利用可视化超声诊疗技术。本手册简洁明了，图文并茂，包含了大多数常用的肌肉骨骼系统注射治疗技术，具有较强的实用性，有助于超声引导下精准医疗的普及和发展。

2018 年初春于北京

中文版前言

利多卡因应用于临床至今已有70多年，其间麻醉医学和疼痛医学不断发展进步。尤其是近年来，随着群众健康需求的不断增长，疼痛医学得到蓬勃发展，其中注射技术以其简便有效等优势在各级医院都得到广泛应用。但是，其同时也存在着注射位置不准确、易损伤邻近组织、需要医师具有丰富经验等难以避免的不足之处。

20世纪50年代出现的超声医学，随着设备技术不断发展，目前已经广泛应用于全身各系统。90年代开始起步的国内肌肉骨骼超声诊断虽然比其他系统的超声诊断起步更晚，但是发展却异常迅速。由于肌肉骨骼系统的超声显像具有实时动态显示、软组织分辨率高、简便价廉等优势，所以可视化的超声已迅速发展成为疼痛医学、康复医学、骨科、风湿科等临床学科不可或缺的重要诊疗手段。

近年来，肌肉骨骼超声与疼痛医学的完美结合——超声引导下的可视化注射和神经阻滞以其简单方便、疗效确切、无放射损伤等优势实现了精准治疗。而现阶段国内超声引导下的注射治疗尚未得到广泛开展，仍有很多疼痛科、康复科等临床医师的超声影像知识有待普及。本书分为9章，全面介绍了全身各部位最常用的注射方法，图文并茂，简洁易懂，并有注意要点提示，实用性较强。本书内容精炼，实际操作指导性强，常备一本在治疗室，可方便随时查阅。

希望本书能够在各位同道的工作中发挥积极作用，促进可视化超声引导下的注射技术的普及和发展。由于译者水平有限，难免有一些欠妥之处，诚恳希望各位读者及时批评指正。

2018年3月

序 言

　　超声引导下肌肉骨骼注射是临床医生的必备技能。在长期大量研究中我们发现，无引导下注射容易造成穿刺位置不准确甚至错误，从而影响治疗效果。作为治疗肌肉骨骼疾病的辅助手段，医生使用注射治疗的数量和类型都呈暴发式增长，本操作指南将填补临床工作中此项空白。本指南可以作为一本教学工具书，但更重要的是可以作为实际操作的首选参考书。最后，本书简单实用、图示易懂，可以帮助临床医生发挥超声技术的优势，准确、高效地将药物注入治疗部位。阿迦和墨菲教授介绍了超声引导下注射治疗的实用操作方法。从清晰简洁的文字到有说明性的图片，本指南可使读者了解超声技术和相应功能解剖学方面的知识。本指南凝结了作者多年的实践经验和数千次精确注射的经验，使读者能够将这些专业知识迅速掌握并运用到自己的日常工作中去。本指南准确回答了一个关键的治疗问题：我是否在正确的位置？考虑到肌肉骨骼医学领域的挑战和复杂性，阐述清楚治疗方法是至关重要的。建议读者在治疗室常备一本《超声引导下肌肉骨骼注射治疗》。

大卫·X. 希弗，MD
弗吉尼亚联邦大学物理治疗与康复工程中心主席，医学教授
物理医学与康复服务退伍军人事务部主任
里士满，弗吉尼亚州

前　言

作为一名医学研究中心的主任医师,我经常让诊所里的住院医师和主治医师获得接触肌肉骨骼超声的机会。他们当中很多人都想学习如何在超声引导下做规范的注射操作。特别是他们希望找到一本书,既可以帮助初学者提高到中级水平,又可以学到简单易懂的知识,以便于日后应用于临床工作。这本书也适用于弥补经验上的差距。

因此,本书的目标很简单:第一,帮助肌肉骨骼超声的初学者安全有效地学会常见的注射操作;第二,归纳总结信息,以便读者可以快速查询所需的细节信息,或通读整个章节了解其全部内容。本书内容主要侧重于让初学者了解注射治疗的相关知识和技能,使一个需要通过大量练习的操作过程变得更加容易,建立医生的信心,使其可以更为熟练地操作。

本书并不是所有超声书籍的终结或是训练所需的唯一参考工具,准确地说,它是肌肉骨骼超声领域从入门到精通之间的桥梁。成为一名真正专家的最后一步就是反复不断地实践。本书中概述的大多数注射操作在美国的肌肉骨骼和运动医学诊所中已经普遍开展。结尾部分更加专业的颈椎和骨盆注射突显了肌肉骨骼介入超声的潜力。所有这些技术都应该在合适的监管或指导下加以实践和使用。我建议这些难度更大的操作应该安排在主治医师的训练中,以确保他们能够由有经验的医师授课。

作者和编辑热忱地希望本书能够帮助读者提高工作中对患者的治疗水平。墨菲教授和我期待读者提出任何问题和意见。

穆罕穆德·阿迦

致 谢

任何时候,一个团队承担一个项目,比如这本书,其成功都取决于该项目所包括的每一个成员。我要感谢那些在这本书出版过程中帮助过我的人:感谢我的父母,Shamim 和 Sirajuddin Agha 博士,是他们成就了今天的我;感谢我的叔叔,Amanullah Pathan 博士和 Karamullah Pathan 博士,他们是我伟大的楷模;感谢我的姐妹 Lubna、Rafiya 和 Iram,以及我妻子 Aisha 的支持;感谢一直帮助我的临床医师:David Cifu 博士、William McKinley 博士、Doug Murphy 博士、Abu Qutubuddin 博士和 Robert Rinaldi 博士。我还必须要感谢决定聘请我在密苏里大学执教的 Greg Worsowicz 博士和 James Stannard 博士;感谢 Ted Choma 博士和 Mark Drymalski 博士的指导;感谢 Demos 医学出版社和 Beth Barry 支持这个项目并将其出版。最后,感谢每个章节的作者,是他们的努力使这本书成为医师完成超声引导下注射的参考用书,使他们能够通过练习提升水平。

目　录

第 1 章

肌肉骨骼超声概要

Mohammad Agha

超声特性

- 超声设备将电能转换为声能,通过探头发射超声波(压电效应)。
- 声波通过组织传播并反射回探头。
- 探头将接收到的反射回来的声波转化为电能,从而产生超声影像(逆压电效应)。
- 超声波传播过程中会产生多重效果。
  1. 折射:当声波通过液体时会改变方向。
  2. 反射:当声波碰到组织结构时,返回到探头。
  3. 散射:折射加反射使声波远离探头[1,2]。
  4. 伪像:见下文。
- 电子换能器产生的大部分能量以热量的形式散失。

超声探头

- 线阵:适用于浅表组织结构(图 1.1)。
- 凸阵:适用于弧形或深层结构(图 1.2)。

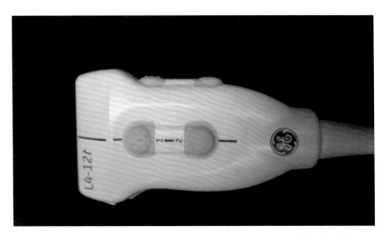

图 1.1　线阵探头:GE 公司 LoGIQ e 超声仪的 L4-12t-RS 宽频线阵探头(4.2~13MHz)。

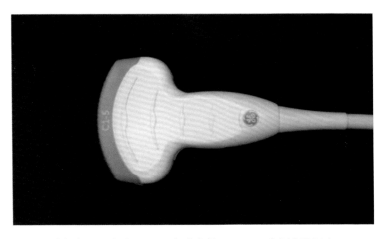

图 1.2　凸阵探头:GE 公司 LoGIQ e 超声仪的 C1-5-RS 宽频凸阵探头(2~5MHz)。

● 小靴型("曲棍球杆"):适用于接触范围有限的区域(腕、踝)(图 1.3)。

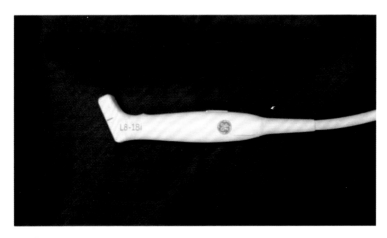

图 1.3　曲棍球杆探头 :GE 公司 LoGIQ e 超声仪的 L8–18i–RS　宽频高频线阵探头 (6.7~18 MHz)。

- 依据需检查结构的深度来选择合适的探头。
- 线阵探头为高频探头 (通常 >10MHz),分辨率高,穿透性差 (检查深度常 <6cm)。
- 凸阵探头频率较低,分辨率也稍差一些,但增加了穿透性 (可检查髋部等较深结构)[2]。

检查技术

- 将超声机器靠近患者以获得最大视野。
- 用优势手持握探头。
- 整只手持探头,探头尾侧靠近小指。
- 在检查时持探头的手一直要与患者保持接触,有助于提高扫查及穿刺的稳定性。
- 检查者的手要低于肩膀并使肘部靠近身体。

- 提高图像分辨率的两种检查技术[2]：
  - 探头成角(heel-toe)：在长轴方向移动探头成角。
  - 倾斜/摆动(toggling)：在短轴方向移动探头成角[2]。

伪像

- 各向异性：声波不是垂直入射目标物体时，通常会导致该结构回声变暗，组织的声像特征无法显示。不要误以为是病理状态，可通过调整探头角度来避免。
- 声影：超声波在传播过程中如果发生折射、反射或是吸收，会在物体深方产生无回声的黑色图像(尤其在骨的后方，遇到气体或是钙化的深方)。
- 后方回声增强：某些物体，尤其是液性或实性软组织肿物，其深方的软组织会较周围的软组织回声强。
- 后方混响：声束遇到光滑界面时，在其与探头之间来回反射，可在其深方的结构产生线状回声。如果线状回声比较深，称为振铃伪像(常见于扫查金属时)。
- 彗星尾：软组织内气体深方出现的强回声伪像。
- 声束宽度伪像：声束较成像物体过宽时可出现，可通过在目标水平增加聚焦区来校正(见下文)[1]。

多普勒

- 多普勒效应：彩色血流随着物体朝向或者背离探头运动而改变。
- 彩色血流：彩色血流指示出血流的方向(红色朝向探头，蓝色背离探头)。
- 双功多普勒：超声+波形记录。

- 能量多普勒：对血流和移动探头敏感，但是不能提供关于血流方向的信息。
- 能量多普勒血流增加可提示炎症、高灌注或是新生血管形成。
- 能量多普勒也可以帮助识别其他结构。
- 关于肿物的良恶性，血流丰富往往提示恶性，无血流通常提示良性，而这一点经常被活检病理所证实。
- 淋巴结：无血流或是门样血流往往提示良性；星点状/周边或是混合性血流信号往往提示恶性(也常被活检病理证实)。
- 复杂液体与滑膜炎。
  - 复杂液体：能量多普勒显示没有内部血流。
  - 滑膜炎：血流丰富[1]。

超声探头特点

- 线阵探头：高频(>10MHz)，分辨率较高，穿透力略差(表1.1)。
- 凸阵探头：低频(2~5MHz)，分辨率稍低，穿透力增加(表1.2)。
- 曲棍球杆探头：高频(>10MHz)，分辨率较高，穿透力略差，最适

表 1.1 超声的优势

| 高分辨率成像 |
| 实时成像 |
| 动态检查 |
| 监测随访 |
| 可与对侧比较 |
| 无辐射 |
| 便携 |
| 无已知的禁忌证 |
| 相对廉价 |

表 1.2 超声的不足之处(技术、检查者、设备)

| 视野有限 |
| 操作者依赖性 |
| 穿透力有限 |

用于较小的结构。

图像优化

1.选择合适的探头。

2.调节聚焦区域以提高感兴趣目标水平的亮度(仅增加所需的最小值,不然会降低帧频)。

3.调节增益至整体合适的亮度,以辨认局部区域。

4.调节深度/时间增益补偿,来增加屏幕特定区域的亮度[3]。

图像上的不同物体回声强度不一:

- 高回声:回声较周围物体更强(如韧带、肌腱、骨、钙化)。
- 低回声:回声较周围物体更低(如液体、肌腱炎、撕裂)。
- 等回声:回声与周围结构强度相似。
- 无回声:物体/区域是暗的(黑的)(如血管、液体、软骨)[2]。

要再三注意,每种肌肉骨骼结构各自的回声强度特征是相对于其周围组织来评价的。因此,同一个物体在一幅图像里是高回声的,而在另一幅图像里却可能是低回声的(相对于不同的周围结构来说)。

正常结构的超声表现[4]

- 肌腱:强回声,线形,纤维状。
- 韧带:强回声,线形,纤维状,较肌腱更致密。
- 肌肉:相对低回声,间杂高回声的筋膜层。
- 骨骼:表面呈强回声,深部为无回声。
- 透明软骨:均匀低回声。
- 纤维软骨:强回声。
- 外周神经:低回声的神经束和高回声的结缔组织外膜构成的束状结构[3]。

注射药物

皮质类固醇

- 肾上腺皮质产生的天然物质。
- 作用机制:抑制免疫功能;抑制细胞介导的免疫;改变 mRNA 的表达,改变膜联蛋白 I 。
- 具有盐皮质激素(水/电解质)和糖皮质激素(新陈代谢/炎症)的特点。
- 类固醇分为可溶和不可溶两种,这就意味着部分含有非水溶性的酯类微晶体。
- 倍他米松和地塞米松没有酯类,因此它们是通过细胞的酯酶进行水解作用来分解的。
- 酯类通常起效较快,但药效时间短(表 1.3 和表 1.4)。

不良反应

- 化脓性关节炎。
- 注射后病情加重(最常见的不良反应,几个小时内出现,持续2~3 天)。
- 局部组织萎缩。

表 1.3　常用注射用皮质类固醇

类固醇	等效剂量	粒子>10μm(%)
甲泼尼龙醋酸酯	4	45
曲安奈德	4	45
倍他米松醋酸/磷酸钠	0.75	35
地塞米松磷酸钠	0.75	0

表 1.4　不同大小关节的类固醇剂量[5]

关节大小	甲泼尼龙醋酸酯(mg)	曲安奈德(mg)	倍他米松(mg)	地塞米松磷酸钠(mg)
大	20~80	10~15	1~2	2~4
中等	10~40	5~10	0.5~1.0	2~3
小	4~10	2.5~5	0.25~0.5	0.8~1

大关节:肩关节,髋关节,膝关节,踝关节。中等关节:肘关节,腕关节。小关节:掌指关节,肩锁关节。

- 肌腱断裂。
- 软骨损伤。
- 面部潮红。
- 发冷/震颤/头痛(类固醇的组胺释放)。
- 血糖水平升高。
- 局部组织坏死。
- 钙化。
- 皮肤萎缩/褪色。

中枢神经系统的不良反应

- 四肢瘫痪/截瘫。
- 其病因可能是大脑/脊髓梗死、血管损伤、类固醇颗粒造成的栓塞、防腐剂(苯甲醇)产生的神经毒性或药物载体(聚乙二醇)。

皮质类固醇注射的禁忌证

- 绝对禁忌证:脓毒症(系统性或关节内的),关节内骨折,关节不稳。
- 相对禁忌证:邻近关节的骨质疏松症,凝血障碍,关节内注射每年 3 次以上或注射间隔小于 6 周。

局部麻醉药(表1.5)

- 通过阻止细胞膜的钠离子通道抑制神经兴奋(抑制动作电位)。
- 有效的止痛是因为封闭了直径较小的神经(即痛觉纤维)。
- 两种类型:酰胺(利多卡因)和酯类。
- 可以使用血管收缩剂来减少血管吸收以延长药效时间。
- 麻醉的特性由以下几个因素决定:酸度系数 pK_a,脂溶性,蛋白结合率。
  - pK_a:决定起效速度。
  - 脂溶性:决定神经膜的渗透性(脂溶性越高,渗透性越强)。
  - 蛋白结合率:决定药效持续时间。

禁忌证

- 对酰胺麻醉过敏。
- 局部感染。
- 凝血障碍。
- 如果患者使用单胺氧化酶(MAO)抑制剂/三环类抗抑郁药(TCA)(长期高血压),则应用肾上腺素。

不良反应

- 中枢神经系统:颤抖,肌肉抽搐,震颤,肺换气不足和抽搐。

表 1.5　常用局部麻醉药

药名	相对药效	起效速率	作用时间(min)
盐酸普鲁卡因	1	中等	30~60
盐酸利多卡因	2	快	80~120
盐酸罗哌卡因	6	中等	140~200
盐酸丁哌卡因	8	长(2~10min)	180~360

- 心脏:心律失常,心血管功能降低/衰竭。
- 过敏反应:意识丧失,抽搐和心血管反应。
- 骨骼肌毒性:坏死,持续性细胞内钙离子导致的细胞凋亡,肌无力和软骨细胞毒性。

富血小板血浆[6]

- 血小板含有的 α 颗粒可以释放生长因子。
- 这些生长因子是一些小的肽类,具有结合细胞膜受体与促进下游通路的作用。
- 也通过"化学介质"来介导趋化作用和细胞迁移。
- 同时还会影响有丝分裂、血管生成和细胞分化。
- 富血小板血浆(PRP)是由自体全血中制备的。
- 离心机旋转沉淀产生三层:
  1.血浆层(顶层)。
  2.血小板和白细胞(WBC)。
  3.红细胞。
- 吸出中间层(PRP),加入氯化钙或凝血酶来激活血小板。
- 在 10 分钟内将释放 70%生长因子。
- 人们认为,针刺目标结构引起的局部出血和急性炎症反应有助于细胞更新和修复。

其他血液制品

- 自体血清培养:全血中加入玻璃珠启动单核细胞活化。
- 自体富生长因子血浆(PRGF):将静脉血加入 3.8%枸橼酸钠,于 5mL 试管中以 1800 转/分的速度离心 8 分钟。移出 0.25~1mL 至无菌管中,并加入钙,形成血小板纤维蛋白基质。
- 自体血浆培养:全血离心产生 PRP 后,加入含有氯化钙的瓶中离心产生血小板纤维蛋白基质。

● 富血小板白细胞凝胶:将全血离心之后产生的 PRP 和富含白细胞的血浆(顶层)混合后,加入凝血酶或氯化钙形成凝胶。人们认为,增加白细胞可以增加抗菌性。

● 自体血液注射:全静脉血中加入利多卡因或丁哌卡因后用来注射。

干细胞[7]

● 三大基本类别:胚胎干细胞、成人(间充质)干细胞和诱导多能干细胞。

● 研究最多:间充质干细胞。

● 可以从多种组织(骨髓、肌肉脂肪)中分离。

● 分离的组织与目标组织的细胞系越接近,就越能有效地分化成所需的细胞系。

● 所用细胞可来自培养的细胞系或同日样品。

培养干细胞

● 种子细胞种在单层瓶上。

● 使其附着于表面。

● 贴壁的细胞接触到培养基而生长。

● 在细胞相互接触之前会一直增长。

● 一旦互相接触就会停止生长(汇合)。

● 将细胞转移至另一个单层瓶培养基中。

当日取样使用

● 从脂肪组织中取样。

● 释放细胞或通过分解胶原蛋白基质得到组织片段来离心细胞。

作用机制

- 细胞分化。

- 旁分泌作用(趋化因子分泌,抑制树突细胞,减少效应 T 细胞/NK 细胞/MHC Ⅱ 细胞)。

- 巨噬细胞失活(防止进一步代谢)。

自体细胞系与同种异体细胞系

- 自体细胞系:携带较多的基因变异;老年患者中分化能力会降低。

- 同种异体细胞系:大规模生产成为可能;易激活宿主自身免疫系统(IL-6 水平异常)。

- 美国食品与药物管理局(FDA)对干细胞的管理规定(FDA 组织法规,21CFR 第 1271 部分)[8]。

- FDA 不允许扩展生长因子的体外培养,只允许"微创操作组织"[8]。

参考文献

1. Jacobson JA. Introduction. *Fundamentals of Musculoskeletal Ultrasound*. Philadelphia, PA: Elsevier Saunders; 2007:1–14.
2. Kirschner JS. Introduction. In: Spinner DA, Kirchsner JS, Herrera JE. *Atlas of Ultrasound Guided Musculoskeletal Injections*. New York, NY: Springer; 2014:1–4.
3. Smith J, Finnoff JT. Diagnostic and interventional musculoskeletal ultrasound. Part 1: fundamentals. *PM&R*. 2009;1(1):64–75.
4. Smith J, Finnoff JT. Diagnostic and interventional musculoskeletal ultrasound. Part 2: clinical applications. *PM&R*. 2009;1(2):162–177.
5. MacMahon PJ, Eustace SJ, Kavanagh EC. Injectable steroids and local anesthetic preparations: a review for radiologists. *Radiology*. 2009;252(3):647–661.

6. Nguyen RT, Borg-Stein J, McInnis K. Applications of platelet-rich plasma in musculoskeletal and sports medicine: an evidence-based approach. *PM&R*. 2011;3:226–250.

7. Centeno CJ. Clinical challenges and opportunities of mesenchymal stem cells in musculoskeletal medicine. *PM&R*. 2014;6:70–77.

8. Bashir J, Sherman A, Lee H, et al. Mesenchymal stem cell therapies in the treatment of musculoskeletal diseases. *PM&R*. 2014;6:61–69.

第 2 章

肩关节注射治疗

Michael P. Schaefer、Victor Foorsov

超声特别适用于肩关节疾病的评估和治疗。研究表明,相对于"盲穿",超声引导下穿刺可提高准确性[1-6]。同时,可视化的注射给药无需对比就可以确认给药位置[7]。超声可以很好地进行软组织成像,但几乎无法提供骨内结构和被骨遮挡结构的信息。因此,X 线片检查对于任何关节内的病变和骨性病变还是必需的。同样,诸如肩关节盂唇等韧带和软骨结构的超声评估也是很有难度的,特别是对于肩膀肥厚的患者。

本章主要介绍肩峰下滑囊注射、盂肱关节注射、肩锁关节(AC)注射及肱二头肌长头肌腱注射的操作过程。其他不常进行的操作(如肩胛上神经、肩胛下肌腱/肩胛下滑囊、肩胛胸壁滑囊及胸锁关节的注射)此处不再赘述。本章的介绍不求面面俱到,操作者还可以研究开展可介入治疗的新目标,但是一定要始终坚持常规的安全指南。

肩峰下 / 三角肌下滑囊注射治疗

● **适应证**:肩峰下滑囊是肩部最常进行注射的结构。适应证包括肩袖病变、撞击综合征和肩峰下滑囊炎。肩峰下注射利多卡因常被用来诊断撞击综合征,并为肩峰下减压手术提供理论基础。

15

● **药 物 剂 量**：一般为 2~3mL 1%利多卡因和 1mL 曲安奈德 (40mg/mL)的混合注射液。

● **相 关 局 部 解 剖**：肩峰下滑囊的上方是喙肩弓(由肩峰和喙肩韧带组成)[8]，下方是肩袖肌群和肱骨头。它是一个滑液囊，一般情况下里面是不含液体的。肩峰下滑囊由内侧的肩峰下滑囊和外侧的三角肌下滑囊相互融合而成，位于三角肌筋膜和肩袖之间[8]。二者相互滑动可减小肩关节运动的摩擦。

注射方法

1.患者体位：患者取坐位，上臂自然下垂。肩膀的自重使得关节自然打开。轻轻向下牵拉手臂有助于关节打开得更大一些。同时，嘱患者放松肩关节。另一种方法是将患者的手臂摆放成Crass体位：即屈肘呈90°，手臂后旋，手掌置于同侧髋部上方(就像把手置于裤子的后兜内)。

2.探头类型：中频线阵探头。

3.探头位置

超声检查肩峰下滑囊时，通常由斜冠状位(肩胛平面)开始，探头置于肩峰顶端之上(图2.1)。可以看到冈上肌腱自肩峰下出现，走行于肱骨表面，止于大结节。在超声图像上，滑囊表现为一个薄的强回声组织层，通常于肌腱上方可见其内含有无回声的液体层，或者是一个薄薄的中间有回声的组织。滑囊炎活动期，患侧滑囊可表现为较对侧增厚(如图2.1A)。如果大面积全层撕裂的话，肌腱可能会缺失、萎缩或是回缩。在这种情况下，滑囊内注射时可直接与盂肱关节腔相交通[9]。

超声检查者还应注意观察肌腱内钙化的程度。超声引导下进行钙化的抽吸和灌洗已有报道[10,11]。

4.穿刺平面与探头关系

平面内:平面内注射是首选方法,可以在实时观察到针穿刺至靶目标的同时避开非目标结构。最终的进针深度是避免肌腱内注射的关键,因为使用平面外技术注射很难确定针尖位置。

5.进针位置:

探头于冠状面扫查,选用22~27G、1.5英寸(1英寸≈2.54cm)注射针,紧贴探头一侧,在可视的情况下由肩峰外侧和肱骨大结节之间进针。调整进针角度在肩峰外侧缘刺入滑囊(图2.1A),即便滑囊入针点很远(甚至到大结节的侧方),也会和近端滑囊相连通。只要入针点选择合适,混合注射液可以很好地填充滑囊。对于特别肥厚的肩关节,也许会用到脊髓穿刺针(如图2.1B)。

提示:由于探头的位置是在肩外侧且下斜放置,上述进针路径实际上是在上方(头侧)进针的。Crass体位时,可以更好地观察滑囊,有助于注射。注射时观察滑囊的充盈情况对于确认针尖位置是否合适是至关重要的(图2.1B)。小号的针可能会使患者感觉更舒适一些,并且针的整个斜面都可以进入到滑囊内。为了便于观察,推荐初学者使用22G或以上的针。更大一些的针,斜面也就越大,可能会出现针尖在滑囊内,而部分斜面在三角肌内的情况,所以进针应略深一些。整个过程还可以使探头在矢状面观察,从前向后或从后向前进针。

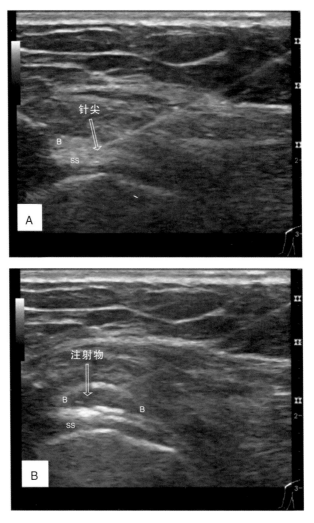

图 2.1 一名患有肩袖肌腱病变和滑囊炎的肥胖患者的肩峰下/三角肌下滑囊内注射。平面内自外侧向内侧穿刺。(A)冈上肌(SS)肌腱上方增厚的滑囊(B)。在图像的左侧,可以看到冈上肌肌腱和滑囊自肩峰下方出现。(B)注射后,滑囊内可见低回声物膨胀,注射物外覆以薄带状高回声的滑囊组织。远端的冈上肌肌腱变薄,回声减低,提示严重的肌腱病变。

肱二头肌长头腱鞘注射治疗

● **适应证**：肱二头肌长头是最常见的肌肉损伤部位，且长头的撕裂常常发生在近端。肱二头肌肌腱撕裂可能是横向或纵向（劈开的），同时可能伴有前/上盂唇的撕裂、磨损或"SLAP 损伤"。利用超声辅助触诊有助于将肱二头肌长头的压痛与肩胛下肌或盂肱关节的压痛相鉴别。

● **药物剂量**：一般为 1~2mL 1%利多卡因与 0.5mL 曲安奈德(40mg/mL)的混合注射液。

● **相关局部解剖**：肱二头肌长头肌腱起自于肩胛骨的盂上结节，通过肩袖间隙走行于大、小结节之间(详细解剖参见"盂肱关节注射治疗"一节中的"肩袖间隙入路")。旋肱动脉上升支通常向上走行于结节间沟的外侧面。盂肱关节的滑膜延伸并在结节间沟的远端 3~4cm 范围包绕长头肌腱[12]。因此，这个位置腱鞘内出现液体的话，可能来源于盂肱关节病变，也可能是肌腱本身病变引起的，同时鞘内注射可能会导致关节内注射。

注射方法

1.**患者体位**：患者取坐位，手臂置于身体一侧，曲肘呈90°。操作过程中，可以在患者的肘下垫一个枕头以提高舒适度。旋转肩膀使肌腱置于前方，通常外旋15°，微微旋转肩膀以方便进针。

2.**探头类型**：中频线阵探头。

3.**探头位置**：用线阵探头于肩前方做横断面扫查时，首先看到的就是肱二头肌长头腱(图2.2A)。旋转探头至矢状面，可以看到肌腱和腱鞘的长轴图像。当探头慢慢由内侧移向外侧时，在矢状面可以看到结节间沟两侧的小结节、大结节各自形成两个骨性凸起。如果没有明显的肿胀,腱鞘中能够进针的空隙可能不足2mm[13]。

4.穿刺平面与探头关系

平面内:平面内注射是首选方法,可以观察从进针至针尖位于结节间沟内肌腱旁或至其深方的过程中针的全长。平面外注射是另一种可选的方法,在某些情况下可能更为常用,但是不能观察针的全长,还可能会导致肌腱的意外刺伤。

5.进针位置

肌腱的横断面平面内注射:适当的设置后,结节间沟置于视野中央,于肌腱内侧紧贴探头跟部进针(图2.2A)。目标区域即为肌腱内侧与肱骨小结节之间的小缝隙(图2.2B)。进针需要足够深,至少要穿过结节间韧带,通常会扎下去触及结节间沟的内侧或是沟底等骨面,或是触及肌腱。直接将类固醇类药物注射入肌腱内可能会造成肌腱断裂,因此要避免直接在肌腱上注射[14]。结节间沟的外侧面和内侧面注射的效果是等同的,但是要避免触及旋肱动脉上升支。在注射之前,应充分利用多普勒成像来观察此动脉结构。

肌腱的纵断面平面内注射:长轴扫查肌腱可在整个视野中显示,沿长轴或是平面内路径进针。这种方法更适用于腱鞘内液体的抽吸,但据我们的经验来看必要性不大。

提示:上述的第一种方法中(肌腱的横断面视野),通过将目标移至屏幕远侧来显示更浅的轨迹,以更好地显示针。可以观察到注射液沿着肌腱或是在肌腱周围流动。要牢记一些注射液最终可能进入盂肱关节间隙。与平面内注射相似,平面外注射进针时最好也将针指向结节间沟内侧面,以避免伤及旋肱动脉的上升支。

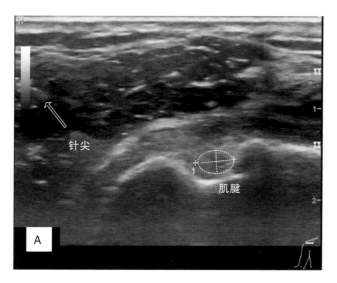

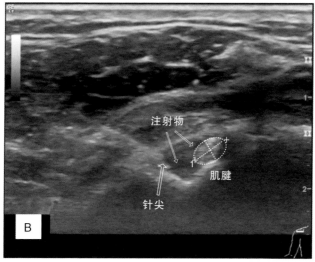

图 2.2　一名患有肌腱炎和腱鞘炎的患者肱二头肌长头腱鞘注射。显示肌腱的横断面,平面内从内侧向外侧进针。(A)进针路径。肱二头肌长头肌腱(圆圈内所示)回声减低、变细,提示肌腱炎。(B)注射后图像,针尖位于结节间沟内侧,注射物稍微使肌腱向侧方移动。

肩锁关节注射治疗

● **适应证**：肩锁关节痛通常表现为肩膀上方的疼痛和肩锁关节的压痛。主动上抬手臂或是做"scarf"检查时会出现疼痛。过度进行举重训练的运动员的锁骨末端会有骨质溶解的倾向，其临床表现与骨关节炎十分相似，但在超声上没有异常表现，也不适用于类固醇注射治疗。通常来说，肩锁关节是容易触及的，但是由于关节较小和骨质增生会增加注射的难度。

● **药物剂量**：0.75mL 1%利多卡因和0.25mL曲安奈德(40mg/mL)的混合注射液。这个关节通常只需要很少的注射液就可以完全膨胀起来，所以建议应用尽可能最小剂量的药物混合剂，尤其是在诊断性注射的情况下。

● **相关局部解剖**：沿着锁骨远端触诊直到关节边缘或是触到关节之间的骨性间隔，就可以很容易地触及肩锁关节。肩锁关节分离的情况下，该骨性间隔可能会更明显，同时锁骨也可能会向上翘起。肩峰下滑囊和冈上肌位于关节的正下方，因此通常会被下方的骨刺损伤(或是被通过这个非常小的关节的针意外刺伤)。

注射方法

1.**患者体位**：注射的最佳姿势为患者取坐位，保持手臂悬于一侧。手臂自重使得关节间隙打开。轻轻地向下牵拉手臂有助于使肩锁关节间隙增大，这通常并不需要超声引导。

2.**探头类型**：线阵高频探头。

3.**探头位置**：探头沿着锁骨(冠状面)扫查，直到远端就能显示出肩锁关节(图2.3)。锁骨常常较肩峰稍突出，典型的肩锁关节常呈"V"形。关节表面覆有薄的关节囊(即肩锁韧带)，如果有积液存在，就会肿胀起来。有时候,在关节腔内可以看到小的高回声纤维软骨盘。

4.穿刺平面与探头关系

平面外:通常沿短轴进入,但这样不能看到针的全长。

平面内:替代方法,可看到针的全长。

5.进针位置

平面外:为了准确地置针,关节的"V"形应准确置于图像的中央(图2.3),紧贴着探头,从探头的前方或后方的中线位置沿短轴的方向进针(图2.3A)。针就在探头的下方,因此当针尖进入视野时就是一个小亮点。应用"逐步深入"技术调节深度,将针尖深入到关节囊内,通常恰好介于关节骨性表面之间(图2.3B)。需要特别小心避免针完全穿过关节,因此允许针尖抵至关节的任意一个侧壁。

平面内:探头垂直锁骨长轴放置,向外扫查直至关节腔出现。然后从前向后进针,关节腔内进针深度相当于锁骨中轴的水平。

提示:肩锁关节注射过程中一般不会伤及重要血管或神经结构,但肩锁关节表面的皮肤一般比较薄而脆弱,因此要注意不要将类固醇遗留在关节之外,避免造成脂肪萎缩和皮肤脱色。

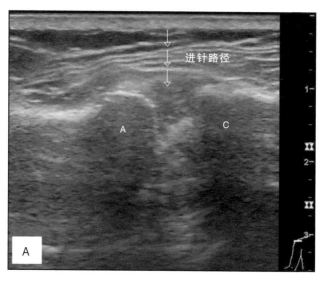

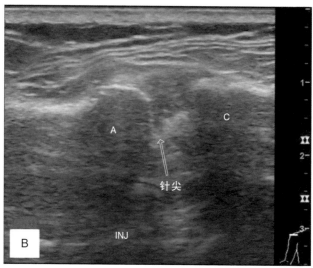

图 2.3   一名分离损伤后伴有慢性疼痛的患者的肩锁关节(AC)平面外注射。肩锁关节间隙稍宽。锁骨(C)高于肩峰(A),但这种对位关系是正常的,不一定是分离损伤造成的。(A)进针路径如图中箭头所示,但由于进针角度比较小,所以没有显示出针尖。(B)针尖(箭头)贴着肩峰进入到关节腔内注射的图像。

盂肱关节注射治疗

● **适应证**：盂肱关节注射最常用于治疗关节退行性病变和粘连性关节囊炎[15]，还有助于治疗关节侧的肩袖病变和关节盂唇病变。当有关节内积液时，抽吸有助于鉴别感染性疾病、自身免疫性疾病及晶体沉积性疾病。在多数情况下，积液量比较少，需要超声引导下定位。外旋可以使液体积聚到关节后方。另外，超声还可以对关节周围的腱鞘囊肿进行诊断并引导抽吸[9]。

● **药物剂量**：一般用 2~5mL 1% 利多卡因和 1mL 曲安奈德（40mg/mL）混合注射液。

● **相关局部解剖**：盂唇软骨大大增加了盂肱关节的表面积。关节周围有一层薄的关节囊，通过三条盂肱韧带来加固。偶尔，盂肱关节囊与肩胛骨前方的喙突下滑囊或肩胛下肌滑囊相连通。之前提到，肩袖间隙是一个由喙突、冈上肌前部及肩胛下肌上缘围成的三角形区域。这个三角形区域内有肱二头肌肌腱、盂肱关节囊、喙肱韧带及上盂肱韧带。

注射方法

1.患者体位

后方入路：患者侧卧，肱骨内收置于胸前以打开关节后间隙。或患者俯卧，于患肩下方垫一个枕头，或患者坐位，前臂交叉跨过身体。

前方/肩袖间隙入路：患者坐位或仰卧，手臂置于身体一侧，处于中立位或外旋位。

2.探头类型：线阵中频探头。对于特别肥厚的肩膀，必要时可以选用频率稍低一些（5~6MHz）的凸阵探头。

3.探头位置

后方入路:探头尾部朝向肩胛冈并与之平行(图2.4)。可以看到圆形的肱骨头紧邻着关节盂,两者之间是稍低回声的三角形关节盂唇。轻轻旋转关节就可以看到肱骨头在关节盂和盂唇表面转动。

肩袖间隙入路:探头头部朝向肱骨大、小结节进行横断面扫查。沿着结节间沟上方的肱二头肌长头肌腱扫查,就能找到这个位置。探头在此位置可以看到位于冈上肌腱和肩胛下肌腱之间的肱二头肌长头肌腱在关节内的连接情况。在肱二头肌肌腱和肩胛下肌肌腱之间可能会观察到上盂肱韧带,而喙肱韧带则是位于肱二头肌和冈上肌之间。

前方入路:由于盂肱关节较为深在,且表面覆以较多的组织结构,对于大多数便携设备来说,从前方观察是比较困难的。但是对于有关节渗出、解剖变异或体位受限,不能从后方入路观察的患者来说,从前方观察是有价值的。探头横放于喙突外侧,通过旋转关节动态观察图像,可以看到深方的关节。

4.穿刺平面与探头关系

平面内:这种方法最常用,在注射的过程中可以看到针的全长。

平面外:通常不建议采用平面外技术引导位置较深的前方入路和后方入路,因为在这种情况下精准定位针尖变得相当困难。然而,在某些情况下需要采用这种方法。当患者特别肥胖、穿刺针的长度不够或是前方入路时深度过深,就需要采用平面外引导这种更直接的入路。还有,因看不到平面内图像,平面外引导很难避免穿刺到关节盂唇。在这种情况下,肱骨头表面的关节囊就自然被拉紧了,此时潜在的注射空间就更小了。

5.进针位置

后方入路(平面内):如前所述放置探头,针沿长轴进入,进针点位于探头外侧大约2cm处。这样可以以一个更浅的角度进针,更利于针的清晰显示(图2.4A)。关节唇盂和肱骨头之间的间隙即为进针目标。如果不能清晰显示关节盂唇,就应该直接指向肱骨头进针,避免偏离肩关节盂和关节。根据患者肩膀的大小不同来选择针的型号,一般来说,3~4英寸(7.5~10cm)注射针就能满足进针深度的需求。对于较肥厚的肩膀,可能会需要进针角度更陡一些。我们发现,有时将针尖掰弯约30°对于肩关节穿刺会很有帮助,可以使穿刺针较容易沿着肱骨头后面的曲度进入。旋转掰弯的针,使针尖朝前(指向关节间隙),穿刺针即会沿着肱骨头的曲度进入,直至到达盂唇深方。可以看到注射液在关节囊内扩展开来,并不会流向关节外侧或是背侧(图2.4B)。

肩袖间隙入路(平面内/外):无论是平面内还是平面外,针是进到肱二头肌肌腱和肩胛下肌肌腱之间的肩袖间隙内。可实时观察到液体沿着肱骨散开,但并不会向下流入肱二头肌腱鞘内,也不会向前从关节腔流出来。

前方入路(常为平面外):从前方进针,穿过肩胛下肌,到肱骨头和关节盂之间。

提示:后方入路穿刺关节囊时,患者疼痛较明显,所以穿刺关节囊之前,局部麻醉有助于减轻疼痛程度。与在关节前中部进行注射相比,肩袖间隙入路往往可以避开很多结构,如喙突下滑囊、肩胛下肌及其肌腱和下盂肱韧带。同时,将针置于关节间隙外侧方还避开了前上盂唇。这种方法的不足之处是,我们经常可以看到结节间沟的注射液填充,而不是盂肱间隙注射(通过透视确定)。然而,这对于关节和肱二头肌肌腱同时存在病变导致肩膀前方明显疼痛的患者来说是非常有帮助的。

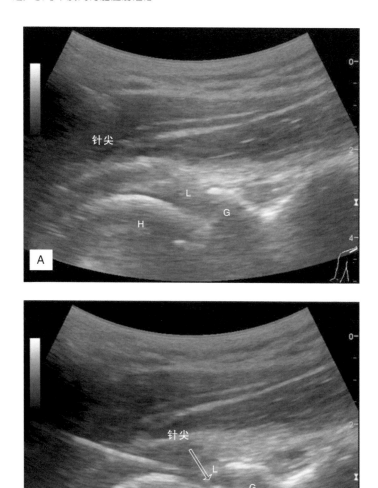

图 2.4　从关节后方进行盂肱关节的平面内注射。这位患者是一名肩膀较肥厚且患有关节炎的健身爱好者。(A)从外侧向内侧进针,指向肱骨头(H)。(B)注射的图像。调整针的方向,以更浅的角度进入到关节盂(G)侧方的关节囊,置于关节唇盂(L)的深方。

结论

肩部的超声引导下注射越来越普及。明确的证据表明,超声引导下肩部注射相较于体表标记定位注射[1-4,16,17]甚至是透视引导下注射[15,18]有着明显的优势。这些优势包括(但不仅限于):实时评估软组织解剖结构,无辐射,可以直接观察针的位置和注射液的流动情况[13,19]。因此,超声引导下肩关节注射被视为诊断和治疗肩关节疾患的有力工具。然而,为了得到最好的结果,还应与康复训练相结合,来解决潜在的生物力学缺陷,继而使患者恢复最佳功能。

参考文献

1. Eustace JA, Brophy DP, Gibney RP, et al. Comparison of the accuracy of steroid placement with clinical outcome in patients with shoulder symptoms. *Ann Rheum Dis.* 1997;56:59–63.

2. Partington PF, Broome GH. Diagnostic injection around the shoulder: hit and miss? A cadaveric study of injection accuracy. *J Shoulder Elbow Surg.* 1998;7:147–150.

3. Yamakado K, The targeting accuracy of subacromial injection to the shoulder: an arthroscopic evaluation. *Arthroscopy* 2002;18:887–891.

4. Kang MN, Rizio L, Prybicien M, et al. The accuracy of subacromial corticosteroid injections: a comparison of multiple methods. *J Shoulder Elbow Surg.* 2008;17(Suppl):61S–66S.

5. Jones A, Regan M, Ledingham J, et al. Importance of placement of intra-articular steroid injections. *Br Med J.* 1993;307:1329–1330.

6. Sethi PM, Kingston S, Elattrache N. Accuracy of anterior intra-articular injection of the glenohumeral joint. *Arthroscopy* 2005;21:77–80.

7. Sofka CM, Collins AJ, Adler RS. Use of ultrasonographic guidance in interventional musculoskeletal procedures: a review from a single institution. *J Ultrasound Med.* 2001;20:21–26.

8. Rutten MJ, Maresch BJ, Jager GJ, et al. Ultrasound of the rotator cuff with MRI and anatomic correlation. *Eur J Radiol.* 2007;62:427–436.

9. Jacobson, J. *Fundamentals of Musculoskeletal Ultrasound (75–79*

for rotator cuff) and (87–91 for paralabral cyst). Philadelphia, PA: Saunders; 2007.

10. Farin PU, Rasanen H, Heikki J, Arvi H. Rotator cuff calcifications: treatment with ultrasound-guided percutaneous needle aspiration and lavage. *Skeletal Radiol.* 1996;25:551–554.

11. de Witte PB, Selten JW, Navas A, et al. Calcific tendinitis of the rotator cuff: a randomized controlled trial of ultrasound-guided needling and lavage versus subacromial corticosteroids. *Am J Sports Med.* 2013;41:1665–1673.

12. Peng PW, Cheng P. Ultrasound-guided interventional procedures in pain medicine: a review of anatomy, sonoanatomy, and procedures. Part III: shoulder. *Reg Anesth Pain Med.* 2011;36:592–605.

13. Adler RS, Allan A. Percutaneous ultrasound-guided injections in the shoulder. *Techniques in Shoulder and Elbow Surgery* 2004;5(2):122–133.

14. Gottlieb NL, Riskin WG. Complications of local corticosteroid injections. *JAMA* 1980;243:1547–1548.

15. Weiss J, Ting M. Arthrography-assisted intra-articular injection of steroids in treatment of adhesive capsulitis. *Arch Phys Med Rehabil.* 1978;59:285–287.

16. Peck E, Lai JK, Pawlina W, Smith J. Accuracy of ultrasound-guided versus palpation-guided acromioclavicular joint injections: a cadaveric study. *PM R.* 2010;2(9):817–821.

17. Borbas P, Kraus T, Clement H, et al. The influence of ultrasound guidance in the rate of success of acromioclavicular joint injection: an experimental study on human cadavers. *J Shoulder Elbow Surg.* 2012;21(12):1694–1697.

18. Rutten MJ, Collins JM, Maresch BJ, et al. Glenohumeral joint injection: a comparative study of ultrasound and fluoroscopically guided techniques before MR arthrography. *Eur Radiol.* 2009;19:722–730.

19. Christensen RA, Van Sonnenberg E, Casola G, et al. Interventional ultrasound in the musculoskeletal system. *Radiol Clin North Am.* 1988;26:145–156.

第 **3** 章

肘关节注射治疗

Christopher Wolf, Brian Toedebusch, Peter Dawson

　　无论对于运动员还是非运动员,肘关节损伤都是造成肘关节持续疼痛和功能受限的常见病因。包括诸如肌腱病和韧带损伤在内的慢性劳损引起的肘关节损伤,通常不易诊断和治疗。另外,相关的疼痛综合征和神经损伤也可能导致肘部的疼痛,诸如颈神经根病、正中神经或尺神经的损伤。肘关节内或其周围结构相对表浅,可以作为超声引导下介入最佳的靶目标,以进行肘关节疾病的诊断和治疗。

伸肌总腱注射治疗

　　● **适应证**:肱骨外上髁炎(网球肘)保守治疗 2~3 周无效者或需要缓解治疗过程中的疼痛者。

　　● **药物剂量**:1mL 注射液(40mg/mL 曲安奈德 0.25mL, 2%利多卡因 0.75mL)。

　　● **相关局部解剖**:组成伸肌总腱的四根肌腱从桡侧至尺侧分别为:桡侧腕短伸肌、指总伸肌、小指伸肌和尺侧腕伸肌,伸肌总腱直接附着于肱骨外上髁。其功能即为伸腕、协助腕关节尺偏和桡偏。肱桡肌和桡侧腕长伸肌附着于外上髁近端,并不参与构成伸肌总腱。

注射方法

1.**患者体位**:患者面朝检查者取舒适坐位,肘部微微弯曲。

2.**探头类型**:线阵探头。

3.**探头位置**:探头沿伸肌总腱长轴放置(图3.1)。

4.**平面内**:在整个过程中,可以更好地观察针尖位置(图3.2)。

5.**进针位置**:选用25G、1.5英寸注射针,以45°自远心端向近心端进针。注射的两种方法分别为:自外上髁的前端和远端向腱膜下隐窝内单次注射;调整针的位置分次对所有压痛点给予注射。

提示:保证腱鞘周围的类固醇药物在伸肌总腱表面[1]。

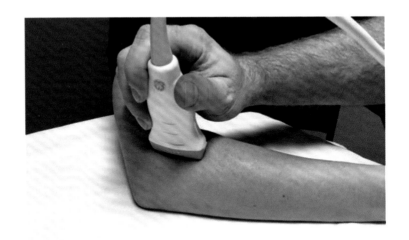

图 3.1　进行伸肌总腱注射时探头的位置。

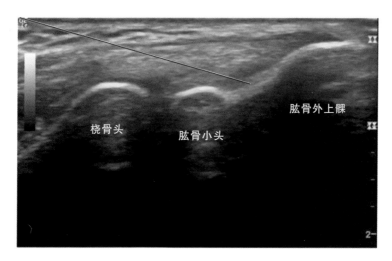

图 3.2　在前侧进行超声引导下平面内从远端向近端伸肌总腱注射的声像图。

屈肌总腱注射治疗

- **适应证**：屈肌总腱疾病经保守治疗 2~3 周后无效者或需要缓解治疗过程中的疼痛者。
- **药物剂量**：1mL 注射液(40mg/mL 曲安奈德 0.25mL，2% 利多卡因 0.75mL)。
- **相关局部解剖**：五个肌腱附着于肱骨内上髁组成屈肌总腱，旋前圆肌、桡侧腕屈肌、掌长肌和尺侧腕屈肌为浅层肌群，指浅屈肌位于其深层。这些肌肉的功能在于使前臂旋前，屈腕，屈掌指关节和近侧指间关节，以及协助腕的尺偏和桡偏。尺神经走行在内上髁后方的髁后沟。尺神经发出肌支支配尺侧腕屈肌后，与尺动脉平行走行在尺侧腕屈肌深方。尺动脉是肱动脉在前臂的分支，并不通过髁后沟和肘管。

注射方法

1.患者体位:患者面朝检查者取舒适坐位,肘部微微弯曲,掌心朝上。

2.探头类型:线阵探头。

3.探头位置:探头沿屈肌总腱长轴放置(图3.3)。

4.平面内:在整个过程中可以更好地观察针尖,避免误伤尺神经(图3.4)。

5.进针位置:选用25G、1.5英寸注射针以30°~45°由远端向近端平面内进针,直接至屈肌总腱和内上髁之间。

提示:注射应采用多点技术。

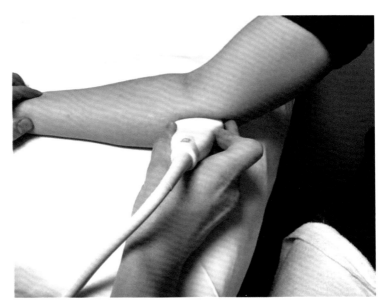

图 3.3　屈肌总腱注射的患者体位、探头位置示意图。

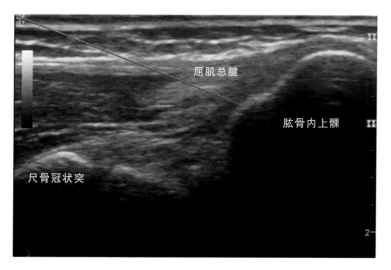

图 3.4　屈肌总腱平面内注射的声像图。

鹰嘴滑囊注射治疗

- **适应证**:保守治疗 2~3 周后无效的无菌性鹰嘴滑囊炎。
- **药物剂量**:2mL 注射液（40mg/mL 曲安奈德 0.5mL，2%利多卡因 1.5mL）。
- **相关局部解剖**：鹰嘴滑囊位于肘关节背侧的皮肤和尺骨鹰嘴之间。肘关节背侧周围没有其他的滑囊,也没有需要特意避开的重要结构。

注射方法

1.**患者体位**:患者取坐位,肘屈曲呈90°。
2.**探头类型**:高频线阵探头。
3.**探头位置**:探头横切,显示鹰嘴和滑囊(图3.5)。

4.平面外:平面外的方法可使针以最短距离由表皮到达靶目标,且在注射过程中也不需要特意观察并避开的重要结构(图3.6)。

5.进针位置:选用25G、1英寸注射针平面外进针,穿透皮肤直至看到针的斜面出现在鹰嘴滑囊内,继而进行注射。

提示:如果对鹰嘴滑囊进行的不是注射而是抽吸的话,需要选用18G 的针。如果不能吸出里边的液体,可以考虑针开窗术和手动按压使滑囊内容物分散[2]。轻压探头,避免压瘪鹰嘴滑囊。

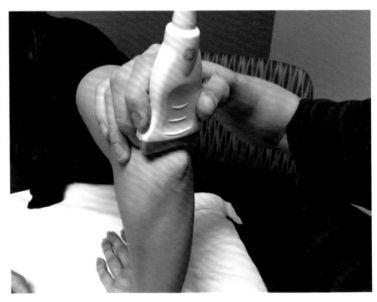

图3.5　鹰嘴滑囊检查和注射时的患者体位和探头位置。

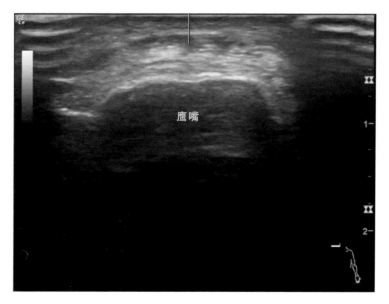

图 3.6　超声引导下平面外进行鹰嘴滑囊的注射和抽吸。

尺神经(肘管下方)注射治疗

●**适应证**:疼痛来源的诊断性测试;局部区域麻醉;缓解尺神经卡压的疼痛。

●**药物剂量**:2mL 注射液(2% 利多卡因 2mL;根据注射的指征确定是否需要加用皮质类固醇)。

●**相关局部解剖**

尺神经:起自 C8 和 T1 神经根,由臂丛神经内侧束发出,在肱骨后内侧走行,穿过肘管在尺侧腕屈肌的两个头之间进入前臂。穿过尺侧腕屈肌,并走行在其深方,与尺动脉相平行。尺动脉并不穿过肘管。

注射方法

1.**患者体位**:患者仰卧,前臂外展约20°,前臂掌侧面向上。

2.**探头类型**:高频线阵探头。

3.**探头位置**:探头于前臂近1/3处呈短轴置于尺神经上方(图3.7)。

4.**平面内**:在整个过程中,可以更好地观察针尖以避免误伤尺动脉(图3.8)。

5.**进针位置**:选用25G、1.5英寸注射针,与探头呈45°角进针到达尺侧腕屈肌深方,注射过程中针的斜面要靠近但不能碰到尺神经。

提示:注射的位置要选在尺动脉、尺静脉与尺神经汇合处的近侧端。穿刺时,如果患者感觉到尺神经分布区域的疼痛或感觉障碍,则应该重新调整针的位置。

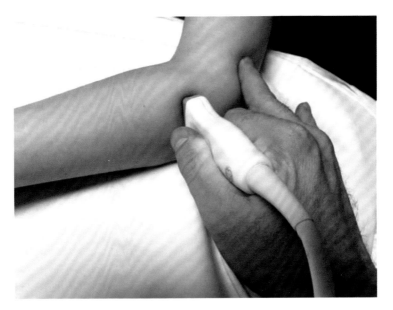

图 3.7 超声引导下进行平面内尺神经阻滞时探头的位置。

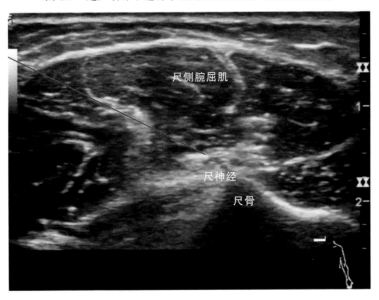

图 3.8 超声引导下进行平面内尺神经周围注射。

旋前圆肌综合征(正中神经)注射治疗

● **适应证**:旋前圆肌综合征的症状包括前臂中部或正中神经分布区域的疼痛,可疑的旋前圆肌卡压,骨间前神经支配的肌肉(拇长屈肌、桡侧半指深屈肌、旋前方肌)力量薄弱等经保守治疗后疗效不明显的情况。

● **药物剂量**:2mL 注射液(2%利多卡因 2mL,依据注射的目的可能需要加用适量皮质类固醇)。

● **相关局部解剖**:正中神经起自 C5~C8 和 T1 神经根,由内侧束和外侧束汇合而成。正中神经紧贴肱骨向下走行,在肘近端穿过旋前圆肌的两个头之间,然后走行于指浅屈肌和指深屈肌之间。在旋前圆肌出口段发出骨间前神经。

注射方法

1.**患者体位**:患者取舒适坐姿,手臂略外展,前臂旋后。

2.**探头类型**:高频线阵探头。

3.**探头位置**:沿正中神经长轴放置探头(图3.9)。

4.**平面内**:整个过程中可更好地观察针尖,以避免损伤骨间前神经(图3.10)。

5.**进针位置**:选用25G、1.5英寸注射针进行平面内注射,相对探头以45°角进针,穿过旋前圆肌的一侧头,注射时使针的斜面接近但不触及正中神经。

提示:如果患者出现感觉异常,需要重新置针。

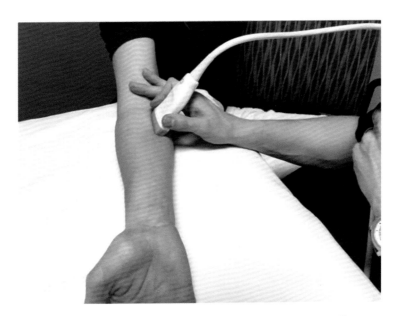

图 3.9　对旋前圆肌综合征患者进行超声引导下注射时探头的位置。

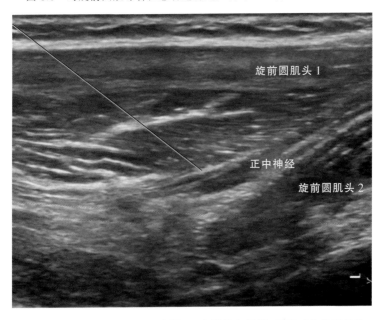

图 3.10　平面内旋前圆肌(正中神经)注射的声像图,显示正中神经长轴。

肘关节注射治疗

• **适应证**:诊断性抽吸关节滑液进行化验分析,以确诊疾病性质,如炎症性疾病、关节炎性疾病、感染或是晶体沉积性关节病。创伤或劳损原因导致的急慢性关节囊炎的治疗性注射。

• **药物剂量**:2mL 注射液 (40mg/mL 曲安奈德 0.5mL, 2%利多卡因 1.5mL)。

• **相关局部解剖**:肘关节由下列结构组成:近侧的桡骨头、前方的冠突、后方的尺骨鹰嘴、侧方的肱骨小头和内侧的肱骨滑车。上述结构组成肘关节的三个关节,即近侧尺桡关节、肱桡关节和肱尺关节。肱尺关节主要的功能就是肘的屈伸运动。

注射方法

1.**患者体位**:患者取舒适坐姿,手臂稍外展,屈曲呈90°,前臂旋后。

2.**探头类型**:高频线阵探头。

3.**探头位置**:探头放置在肱骨小头至桡骨的关节线上(图3.11)。

4.**平面外**:使用这种方法时,是从皮肤到目标的距离最短,可将关节周围组织损伤减到最低(图3.12)。

5.**进针位置**:选用25G、1.5英寸注射针在探头的中点位置进行平面外进针,在超声可视的情况下将针尖置于肱骨小头和桡骨之间。

提示:如果需要进行抽吸,可选用 18G 注射针。

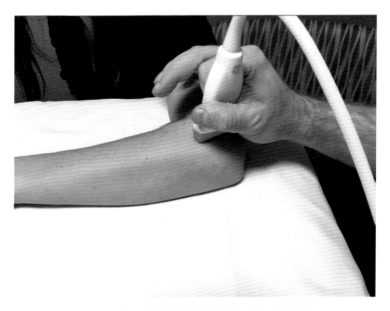

图 3.11　平面外肘关节注射或抽吸时探头的位置。

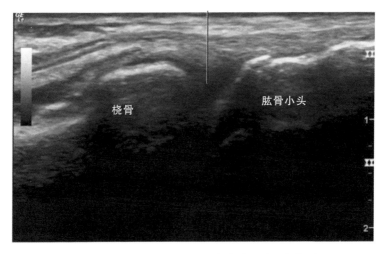

图 3.12　进行平面外肘关节注射或抽吸时的声像图。

参考文献

1. Primack S. Common extensor tendon peritendinous injection. In: Malanga G, Mautner K, eds. *Atlas of Ultrasound-Guided Musculoskeletal Injections*. New York: McGraw-Hill Education Medical; 2014.

2. Mason AR. Olecranon bursa aspiration and injection. In: Malanga G, Mautner K, eds. *Atlas of Ultrasound-Guided Musculoskeletal Injections*. New York: McGraw-Hill Education Medical; 2014.

3. Halperin JS. Elbow joint injection. In: Malanga G, Mautner K, eds. *Atlas of Ultrasound-Guided Musculoskeletal Injections*. New York: McGraw-Hill Education Medical; 2014.

4. Ibrahim V, Weglein, AD. Median nerve at the pronatorteres injection. In: Malanga G, Mautner K, eds. *Atlas of Ultrasound-Guided Musculoskeletal Injections*. New York: McGraw-Hill Education Medical; 2014.

5. Peck E, Shiple BJ. Ulnar nerve injection. In: Malanga G, Mautner K, eds. *Atlas of Ultrasound-Guided Musculoskeletal Injections*. New York: McGraw-Hill Education Medical; 2014.

第 **4** 章
腕关节及手部注射治疗

P. Troy Henning

　　本章概述了腕关节和手部常见的超声引导下注射。与所有介入治疗一样,必须根据患者症状及体格检查来确定恰当的治疗方式。本章阐述了典型的超声引导定位及相关的病理内容。本章介绍的探头放置位置和进针路径是作者的选择,需要提示读者的是,大部分治疗可有多种注射方法。超声引导下注射可以确保将药物准确注射到疼痛部位或其周围,当诊断不明确时可以用来帮助定位疼痛源。上肢注射并发症并不常见,超声引导下注射更有助于避免周围神经血管结构的意外损伤。虽然注射过程可有不同,但在进行超声引导注射时,均须采用无菌操作。主要包括消毒皮肤、无菌探头套覆盖探头及无菌凝胶。例如,腕管或扳机指治疗注射时,针头可以直接穿过无菌凝胶而到达治疗部位。

腕管注射治疗

　　● **适应证**:腕管内注射有助于缓解腕管内正中神经卡压导致的疼痛及功能损害。

　　● **药物剂量**:1% 利多卡因 0.5~1mL 和 10mg/mL 曲安奈德 0.5~1mL 混合注射液。对于肤色较深的患者,可选择性使用可溶性皮质类固醇药物，例如地塞米松，以减小皮肤脱色的可能性。

●**相关局部解剖**

腕管入口：舟状骨至豌豆骨的近侧平面。

腕管出口：大多角骨结节和钩骨钩平面。

腕管内结构：正中神经（偶有永存正中动脉伴行）、拇长屈肌腱[4]、四条指深屈肌腱[4]、四条指浅屈肌腱[1]。

邻近结构：尺侧神经血管及桡动脉。

注射方法(图4.1)

1.患者体位：取坐位面对检查者，患手置于检查床。

2.探头类型：线阵或曲棍球杆式高频探头。

3.探头位置：与腕管入口平行扫查或轻微倾斜。探头尺侧抬高几度以使尺神经及血管远离进针路径。抬高探头角度充填无菌凝胶，使探头经过凝胶后再刺入皮肤，也可防止进针时损伤尺侧结构。

4. 穿刺平面与探头关系

平面内：通常操作简单，可以看到针的全长及相关结构，可以调整进针至正中神经表面或深方。

平面外：技术难度较高，不能控制进针的深度。

5.进针位置(图4.2)

平面内技术：采用25~27G、1.25~1.5英寸皮下注射针，由探头尺侧向桡侧进针或者置于消毒凝胶内。尺侧神经血管的浅方可以观察到穿刺针走行，进而观察到针尖进入正中神经的浅方或深方。在确定针尖位置之后，可进行注射并且可以观察到药液推挤神经[2]。

平面外技术：采用25~27G、1.25~1.5英寸皮下注射针，于正中神经尺侧经探头近端向远端穿入。使用逐步深入穿刺技术，可以使针尖在探头下快速由浅入深至腕管内。

提示:通常平面内技术更容易操作。患者取坐位面对检查者,超声仪器可置于患者左侧或右侧。在不移动患者、操作者及超声仪器的情况下,可以完成双侧腕部注射,并且操作者在观察屏幕操作的同时可以用余光观察探头及注射针。为了更清晰地显示正中神经和邻近神经血管结构,手腕部可以加垫小枕来协助患者摆好位置。

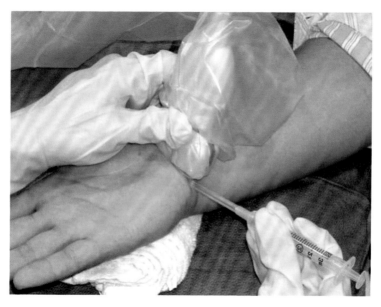

图 4.1　腕管注射。掌侧向上,背侧向下,尺侧在右,桡侧在左。超声引导下平面内由尺侧向桡侧进针。

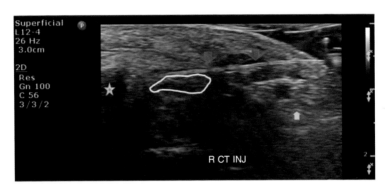

图 4.2　腕管注射。上方为表浅结构,下方为深层,右侧为尺侧,左侧为桡侧。红色箭头所指为穿刺针,针尖位于用黄线标示的正中神经表面。橙色星号标示为舟状骨,绿色箭头标示尺动脉和尺神经。

肘管注射治疗

● **适应证**:肘管内注射有助于缓解肘管内尺神经卡压所导致的疼痛及功能损害[3]。

● **药物剂量**:1%利多卡因 0.5~1mL 和 10mg/mL 曲安奈德 0.5~1mL 混合注射液。对于肤色较深的患者,可选择性使用可溶性皮质类固醇药物,例如地塞米松,以减小皮肤脱色可能性。

● **相关局部解剖**

肘管:位于肘内侧容纳尺神经的空间结构。深方由肱骨内侧壁(内上髁)、尺骨(鹰嘴)、肘关节囊和尺侧副韧带构成。浅方为 Osborne 韧带(肘管支持带),其远端混合移行至弓状韧带(尺侧腕屈肌的尺骨鹰嘴头和肱骨头之间的腱膜组织)。

肘管内结构:尺神经及尺侧反动、静脉。

解剖变异:

滑车上肘肌:在 Osborne 韧带位置可见的副肌(发生率 1%~34%),可引起尺神经的卡压[4]。

肱三头肌内侧头:肥厚的肌肉组织可能会使尺神经移至肘管外。

注射方法(图4.3)

　1.**患者体位**:仰卧位,上臂外旋,肩、肘关节屈曲呈90°。

　2.**探头类型**:线阵或曲棍球杆式高频探头。

　3.**探头位置**:尺神经/内上髁水平肘管横切面扫查。抬高探头角度充填无菌凝胶,使探头经过凝胶后再刺入皮肤,也可帮助进针至内上髁浅层。

　4.**穿刺平面与探头关系**

　平面内:通常更易进行注射,可以看到针的全长及相关结构,且能调整进针至肱骨内上髁表面。

　平面外:技术难度较高,进针至神经的内侧或外侧。

　5.**进针位置**(图4.4)

　平面内进针:采用25~27G、1.25~1.5英寸皮下注射针由前向后方向,针置于探头前方或抬高一侧探头时直接置于消毒凝胶内。穿刺针在直接观察下进针至肱骨内上髁水平尺神经浅方。在确定针尖位置之后可进行注射,并且可以观察到随后药液推挤尺神经。

　平面外进针:采用25~27G、1.25~1.5英寸皮下注射针,运用逐步深入技术在近尺神经处由远至近进行穿刺。在探头下将针尖由浅入深穿刺入相应位置。将针尖置于肱骨内上髁和尺神经之间,或者尺神经和鹰嘴之间。

　提示:通常平面内技术更容易操作。患者仰卧于检查床上,上臂外旋,肩和肘关节屈曲 90°,还可以加垫小枕来增加患者舒适度。超声仪器可以放置于检查床旁患者头部水平所在位置,在观察屏幕操作的同时可以观察探头及注射针。

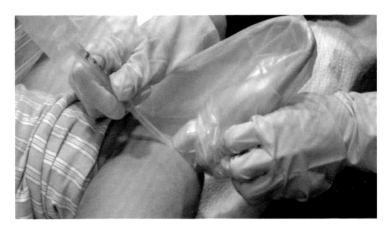

图 4.3 肘管注射。背侧向上,外侧在右,内侧在左。探头置于肘管横切面,穿刺针从前向后越过肱骨内上髁表面。

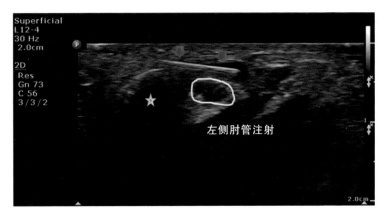

图 4.4 肘管注射。上为皮肤表层,下为深方,左为前方,右为后方。红色箭头标示穿刺针位于肘管内尺神经表面。黄色轮廓线标示为尺神经。橙色星号标示肱骨内上髁。

桡骨茎突狭窄性腱鞘炎注射治疗

● **适应证**:De Quervain 病又称桡骨茎突狭窄性腱鞘炎,于腕背侧第一腔室腱鞘内注射,能够缓解拇长展肌(APL)和拇短伸肌(EPB)肌腱在伸肌支持带下方受压所导致的疼痛和功能障碍[5]。腱鞘积液通常累及一个腱鞘或两个腱鞘同时受累,积液增厚的腱鞘可作为注射治疗目标。

● **药物剂量**:1% 利多卡因 0.5~1mL 和 10mg/mL 曲安奈德 0.5~1mL 混合注射液。对于肤色较深的患者,可选择性使用可溶性皮质类固醇药物,例如地塞米松,以减小皮肤脱色可能性 。

● **相关局部解剖**

腕背侧第一腔室:位于桡骨茎突近端,是桡骨远端桡侧(外侧)面的骨纤维管道。由桡骨和其表面包绕的伸肌支持带构成,内为 APL 肌腱和 EPB 肌腱。桡神经浅支位于其表面,自掌侧走行至手背部。

解剖变异:APL 和 EPB 可以有各自独立的腱鞘结构, 这种情况下,分离的肌腱间可以看到低回声结构[6]。

注射方法

1.**患者体位**:患者取坐位面对检查者,前臂保持中立位或手心向下 。

2.**探头类型**:线阵或曲棍球杆式高频探头。

3.**探头位置**:在桡骨茎突近端横切扫查腕背侧第一腔室。抬高探头角度充填无菌凝胶,使探头经过凝胶后再刺入皮肤也可帮助进针至桡神经浅支的深方以及 APL、EPB 的深方或浅方。

4.**穿刺平面与探头关系**(图4.5和图4.6)

平面内:通常更容易进行,可以看到针的全长及相关结构, 可以调整进针至APL和EPB肌腱的深方和(或)浅方。

平面外:技术难度较高,需要分别进针至APL和EPB腱鞘。

5.进针位置

平面内进针(图4.7):采用27~30G、1~1.25英寸皮下注射针由背侧至掌侧方向穿刺,针置于探头外侧或抬高一侧探头时直接置于消毒凝胶内。可视化进针至桡神经浅支深方及APL和EPB的深方或浅方。通常此二肌腱会共用一个腱鞘,可以通过探头沿肌腱走行扫查,观察注射液在腱鞘内的流动来确定是否注射满意。在腱鞘分离的情况下,需要调整针尖对两个腱鞘分别进行注射。

平面外进针:采用27~30G、1~1.25英寸皮下注射针运用逐步深入技术在腱鞘内由远至近进行穿刺,在探头下直接将针尖由浅入深穿入相应位置。通常此二肌腱会共用一个腱鞘,可以通过探头沿肌腱走行扫查,观察注射液在腱鞘内的流动来确定是否注射满意。在腱鞘分离的情况下,需要调整针尖对两个腱鞘分别进行注射。

提示:通常平面内技术更容易操作。患者坐位面对检查者。超声仪器可以置于患者旁,以便使屏幕、探头及注射针全都在视野内。

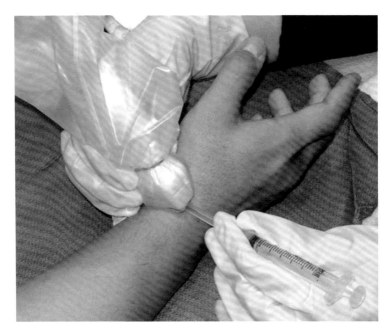

图 4.5 De Quervain 注射。平面内进针,上方为桡侧,下方为尺侧,左侧为掌侧,右侧为背侧。在探头平面内由背侧向掌侧穿刺。另外,进针方向也可以从掌侧向背侧。

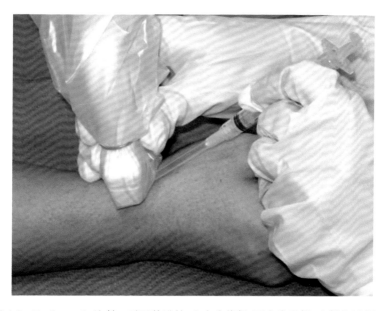

图 4.6 De Quervain 注射。平面外进针，上方为桡侧，下方为尺侧，左侧为近侧，右侧为远侧。探头平面外针由远侧向近侧穿刺。

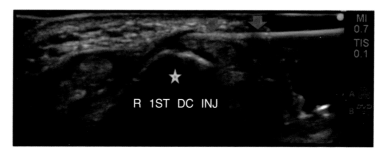

图 4.7 De Quervain 注射。上方为体表，下方为深方，左侧为掌侧，右侧为背侧。红色箭头标示针尖位于腕背侧第一腔室肌腱表面。橙色星号标示桡骨。

尺侧腕伸肌腱鞘炎注射治疗

● *适应证*：尺侧腕伸肌(ECU)腱鞘注射能够缓解 ECU 腱鞘炎导致的疼痛及功能障碍[7]。通常病变的单个腱鞘内可见渗出，可以此作为注射靶点。

● *药物剂量*：1%利多卡因 0.5~1mL 和 10mg/mL 曲安奈德 0.5~1mL 混合注射液。对于肤色较深的患者，可选择性使用可溶性皮质类固醇药物，例如地塞米松，以减小皮肤脱色可能性。

● *相关局部解剖*

腕背侧第六腔室：位于尺骨茎突近端，是尺骨远端内侧缘的骨纤维管道，由尺骨和表面包绕的伸肌支持带构成，容纳 ECU 肌腱。在手腕及前臂的主/被动运动时，可观察到肌腱少量滑动[8]。

注射方法(图4.8和图4.9)

1. *患者体位*：患者取坐位面对检查者，前臂完全旋前位。

2. *探头类型*：线阵或曲棍球杆式高频探头。

3. *探头位置*：在尺骨茎突近端横切面扫查背侧第六腔室。抬高探头角度充填无菌凝胶，使探头经过凝胶后再刺入皮肤也可帮助进针至ECU肌腱的深方或浅方。

4. *穿刺平面与探头关系*

平面内：通常更容易进行，可以看到针的全长及相关结构，可以调整进针至ECU腱鞘的深方和(或)浅方。

平面外：技术难度较高，只能进针至ECU浅方或侧方。

5. *进针位置*(图4.10)

平面内进针：采用27~30G、1~1.25英寸皮下注射针由背侧至掌侧方向穿刺，针置于探头外侧或抬高一侧探头时直接置于消毒凝胶内。可以观察到针头进入ECU腱鞘,针尖可置于肌腱的深方或浅方,可以通过探头沿肌腱走行扫查,观察注射液在腱鞘内的流动来确定是否注射满意。

平面外进针:采用27~30G、1~1.25英寸皮下注射针运用逐步深入技术在腱鞘内由远向近侧进行穿刺,探头下直接将针尖由浅入深刺入相应位置,可以通过探头沿肌腱走行扫查,观察注射液在腱鞘内的流动来确定是否注射满意。

提示:通常平面内技术更容易操作。患者坐位面对检查者。超声仪器可以置于患者旁,以便使屏幕、探头及注射针全都在视野内。

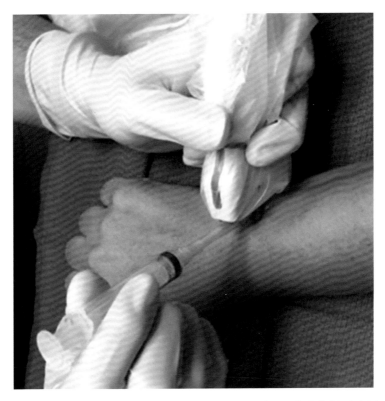

图 4.8　尺侧腕伸肌腱鞘注射。平面内进针,上方为尺侧,下方为桡侧,左侧为远端,右侧为近端。探头平面内针自背侧向掌侧穿刺。

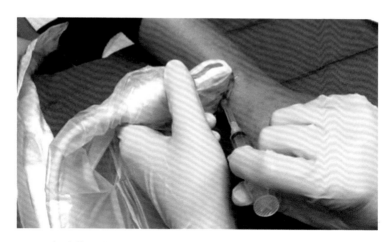

图 4.9　尺侧腕伸肌腱鞘注射。平面外进针,上方为背侧,下方为掌侧,左侧为尺侧,右侧为桡侧。探头平面外针自远端向近端穿刺。

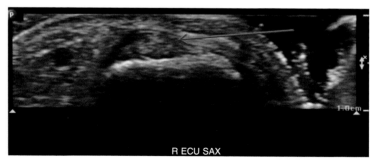

图 4.10　尺侧腕伸肌腱鞘注射。上方为体表,下方为深部,左侧为掌侧,右侧为背侧。红色箭头标示由背侧向掌侧方向穿刺针位于肌腱表面。

交叉综合征注射治疗

● **适应证**：交叉综合征注射治疗能够缓解前臂远端 APL、EPB 肌腱交叉跨越桡侧腕长、短伸肌腱部位相互摩擦刺激所发生的肌腱炎导致的疼痛[9]。

● **药物剂量**：1% 利多卡因 0.5~1mL 和 10mg/mL 曲安奈德 0.5~1mL 混合注射液。对于肤色较深的患者，可选择性使用可溶性皮质类固醇药物，例如地塞米松，以减少皮肤脱色可能性。

● **相关局部解剖**

交叉部位：前臂远端 APL、EPB 肌腱交叉跨越桡侧腕长伸肌(ECRL)、桡侧腕短伸肌(ECRB)肌腱表面走行至桡侧。桡神经浅支走行于此部位的掌桡侧。

注射方法

1.**患者体位**（图4.11和图4.12）：患者取坐位面对检查者，前臂选择中立位或掌心向下。

2.**探头类型**：线阵或曲棍球杆式高频探头。

3.**探头位置**：横切面扫查桡侧和肌腱交叉部位。利用消毒凝胶将探头一端垫起也可引导穿刺针至肌腱之间。

4.**穿刺平面与探头关系**

平面内：通常更容易进行，可以看到针的全长及相关结构，可以调整进针至位于上层的 APL、EPB 和位于下层的 ECRL、ECRB 肌腱之间。

平面外：技术难度较高，针头可能会穿过交叉部位上层的肌腱。

5.**进针位置**（图4.13）

平面内进针：采用25~27G、1.25~1.5英寸皮下注射针由尺侧至桡侧方向穿刺，针置于探头尺侧或抬高一侧探头时直接置于消毒凝胶内。直接观察到针尖进入APL/EPB肌腱深方和ECRL/ECRB肌腱的表面，桡神经浅支位于交叉部位的掌桡侧，因此应尽量避免桡侧进针。

平面外进针：采用25~27G、1.25~1.5英寸皮下注射针运用逐步深入技术在交叉肌腱内由远至近进行穿刺注射，探头下直接将针尖由浅入深穿入相应位置。

提示：通常平面内技术更容易操作。患者坐位面对检查者。超声仪器可以置于患者旁，以便使屏幕、探头及注射针全都在视野内。

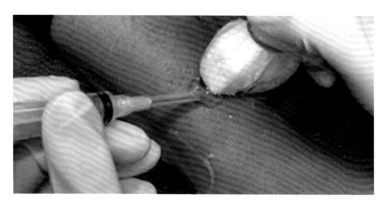

图4.11　交叉综合征注射。平面内进针，上方为体表，下方为深部，左侧为尺侧，右侧为桡侧。进针路径由尺侧向桡侧，针尖置于上层的 APL、EPB 和位于下层的 E-CRL、ECRB 肌腱之间。

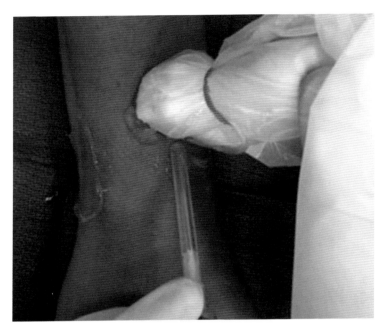

图 4.12 交叉综合征注射。平面外进针,上方为体表,下方为深层,左侧为尺侧,右侧为桡侧。探头平面外由远端向近端穿刺。

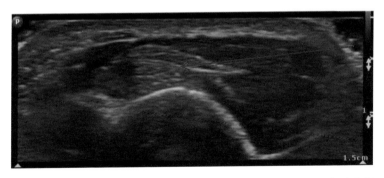

图 4.13 交叉综合征注射。平面内进针,上方为体表,下方为深层,左侧为桡侧,右侧为尺侧。进针路径由尺侧向桡侧,针尖置于上层的 APL、EPB 和位于下层的 E-CRL、ECRB 肌腱之间。

腕掌关节注射治疗

• **适应证**:腕掌关节(CMC)注射治疗有助于缓解腕掌关节的关节炎/滑膜炎所引起的疼痛。

• **药物剂量**:1%利多卡因 0.5~1mL 和 10mg/mL 曲安奈德 0.5~1mL 混合注射液。对于肤色较深的患者,可选择性使用可溶性皮质类固醇药物,例如地塞米松,以减少皮肤脱色可能性。另外,可向关节注射 0.5~1mL 透明质酸。

• **相关局部解剖**

腕掌关节:大多角骨和第一掌骨构成的鞍状关节。腕背侧第一腔室内肌腱(APL 和 EPB)与桡神经浅支分支覆盖该关节桡背侧面。桡动脉走行于该关节的近端和背侧,大鱼际肌群位于关节掌侧。

注射方法(图4.14和图4.15)

1.**患者体位**:坐位面对检查者,前臂选择中立位或掌心向下。

2.**探头类型**:线阵或曲棍球杆式高频探头。

3.**探头位置**

平面内:长轴显示关节面。必要时可抬高一侧探头配合无菌凝胶以避免针尖损伤桡神经浅支。

平面外:横切面扫查关节。必要时可抬高一侧探头配合无菌凝胶以避免针尖损伤桡神经浅支。

4.**穿刺平面与探头关系**

平面内:通常更容易进行,可以看到针的全长及相关结构。

平面外:技术难度较高。

5.**进针位置**(图4.16)

平面内进针:采用25~27G、1.25~1.5英寸皮下注射针由背侧向掌侧方向穿刺,针置于探头外侧或抬高一侧探头时直接置于消毒凝胶内。可以观察到针尖进入大多角骨和第一掌骨间间隙。

平面外进针: 采用25~27G、1.25~1.5英寸皮下注射针由大多角骨和第一掌骨关节间隙表面垂直方向进针,探头下直接将针尖由浅入深穿入相应位置。

提示:通常平面内技术更容易操作。但作者通常采用平面外技术,因为更容易观察到关节间隙。

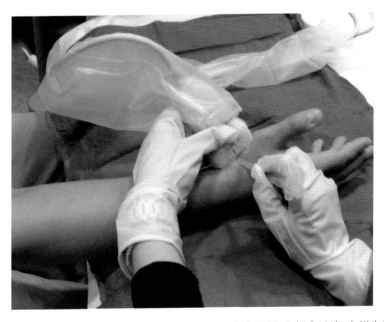

图 4.14　腕掌关节平面外注射。上方为桡侧,下方为尺侧,左侧为近端,右侧为远端。探头平面外由背侧向掌侧进针。

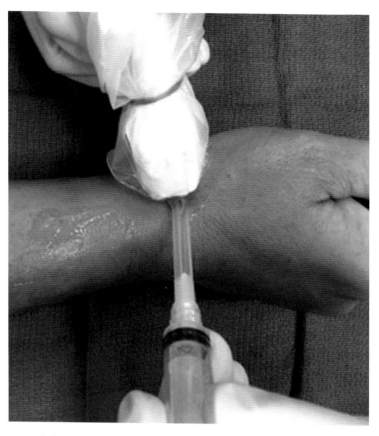

图 4.15　腕掌关节平面内注射。上方为掌侧,下方为背侧,左侧为近端,右侧为远端。探头平面内由背侧向掌侧进针。

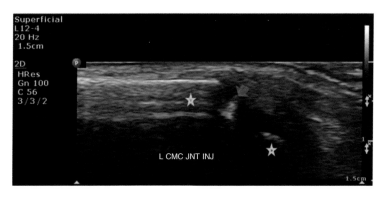

图 4.16　腕掌关节平面外注射。上方为体表,下方为深部,左侧为远端,右侧为近端。橙色星号标示第一掌骨,绿色星号标示大多角骨,红色箭头标示针尖。

扳机指/扳机拇注射治疗

● **适应证**:扳机指/扳机拇注射治疗有助于缓解狭窄性腱鞘炎所致扳机指的疼痛[11]。手指或拇指屈肌腱通常被限制于 A1 滑车水平的深层掌骨和腱周支持带所构成的纤维骨管道内。支持带经常会增厚,超声可见受累肌腱的增厚或腱鞘内积液。

● **药物剂量**:1% 利多卡因 0.5~1mL 和 10mg/mL 曲安奈德 0.5~1mL 混合注射液。对于肤色较深的患者,可选择性使用可溶性皮质类固醇药物,例如地塞米松,以减小皮肤脱色可能性。

● **相关局部解剖**:屈肌腱卡压常发生在 A1 滑车水平,主要累及拇指的拇长屈肌腱及示指至小指的指深屈肌腱和指浅屈肌腱。神经血管结构由近及远位于该纤维骨管道旁或在略深方走行。

注射方法

1.患者体位：患者取坐位面对检查者，前臂完全旋后位。手腕部下加垫小枕可以协助患者摆好位置。

2.探头类型：线阵或曲棍球杆式高频探头。

3.探头位置(**图4.17和图4.18**)

平面内：长轴扫查肌腱，短轴扫查支持带/A1滑车。利用消毒凝胶将探头一端垫起也可用于引导针尖进入滑车深方和肌腱表面。

平面外：短轴扫查肌腱，长轴扫查支持带及A1滑车。

4.穿刺平面与探头关系

平面内：通常更容易进行，可以看到针的全长及相关结构。针头可穿至滑车和深方的肌腱之间。

平面外：技术难度较高。针头相对更接近神经血管结构。

5.进针位置

平面内进针：采用25~27G、1.25~1.5英寸皮下注射针由远侧向近侧方向穿刺，针置于探头远侧或抬高一侧探头时直接置于消毒凝胶内。可以观察到针尖进入A1滑车支持带深方和肌腱表面。

平面外进针：采用25~27G、1.25~1.5英寸皮下注射针置于探头远侧由远至近进行穿刺。运用逐步深入技术在肌腱桡侧或尺侧由浅至深穿刺至A1滑车深方，必须注意避免损伤周围神经血管结构。

提示：通常平面内技术操作更容易。依据注射肢体位置，患者可以坐在操作者左侧或右侧，超声仪器置于检查者前方，以方便同时观察屏幕、探头和穿刺针。相对表浅位置的穿刺可以抬高一侧探头与皮肤之间充填消毒凝胶，使穿刺更顺利进行。

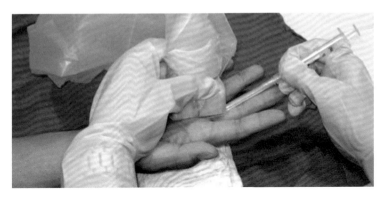

图 4.17 扳机指注射。平面内,上方为体表,下方为深部,左侧为近端,右侧为远端。探头平面内从远侧向近侧穿刺。

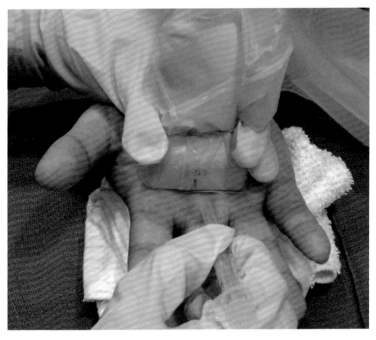

图 4.18 扳机指注射。平面外,上方为近端,下方为远端,左侧为桡侧,右侧为尺侧。探头平面外由远侧向近侧穿刺。

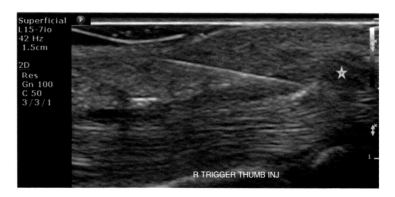

图 4.19 扳机指注射。上方为体表,下方为深部,左侧为远端,右侧为近端。针由远侧向近侧到达 A1 滑车深方。红色箭头标示穿刺针,橙色星号标示 A1 滑车。

参考文献

1. Gassner E, Schocke M, Peer S, et al. Persistent median artery in the carpal tunnel. *J Ultrasound Med*. 2002;21:455–461.
2. Smith J, Wisniewski S, Finnoff J, Payne J. Sonographically guided carpal tunnel injections. *J Ultrasound Med*. 2008;27:1485–1490.
3. Alblas CL, van Kasteel V, Jellema K. Injection with corticosteroids (ultrasound guided) in patients with an ulnar neuropathy at the elbow, feasibility study. *Eur J Neurol*. 2012;19(12):1582–1584.
4. Bianchi S, Martinoli C. *Ultrasound of the Musculoskeletal System*. Germany: Springer; 2007:355–357.
5. Jeyapalan K, Choudhary S. Ultrasound-guided injection of triamcinolone and bupivacaine in the management of De Quervain's disease. *Skeletal Radiol*. 2009;38(11):1099–1103.
6. McDermott JD, Ilyas AM, Nazarian LN, Leinberry CF. Ultrasound-guided injections for De Quervain's tenosynovitis. *Clin Orthop Relat Res*. 2012;470(7):1925–1931.
7. Vuillemin V, Guerini H, Bard H, Morvan G. Stenosing tenosynovitis. *J Ultrasound*. 2012;15(1):20–28.
8. Lee KS, Ablove RH, Singh S, et al. Ultrasound imaging of normal displacement of the extensor carpi ulnaris tendon within the ulnar groove in 12 forearm-wrist positions. *AJR Am J Roentgenol*. 2009;

193(3):651–655.

9. Montechiarello S, Miozzi F, D'Ambrosio I, Giovagnorio F. The intersection syndrome: Ultrasound findings and their diagnostic value. *J Ultrasound*. 2010;13(2):70–73.

10. Umphrey GL, Brault JS, Hurdle MF, Smith J. Ultrasound-guided intra-articular injection of the trapeziometacarpal joint: description of technique. *Arch Phys Med Rehabil*. 2008;89(1):153–156.

11. Lee DH, Ham SH, Park JW, et al. Sonographically guided tendon sheath injections are more accurate than blind injections. *J Ultrasound Med*. 2011;30:197–203.

第 5 章

髋关节注射治疗

Rosalyn Nguyen, Eugene Roh

在髋关节和骨盆可有多个超声引导注射区域。本章介绍了超声引导髋关节内注射、坐骨结节滑囊注射、股外侧皮神经注射、转子间滑囊注射、臀中/小肌滑囊注射和髂腰肌滑囊注射。由于髋关节位置较深,所以髋关节注射最好是在超声或透视引导下进行。扫查坐骨结节的同时,医生还可以评估腘绳肌近端起点是否并发其他病变。相比根据体表定位进行盲穿,超声引导下的股外侧皮神经注射要更准确,超声引导下扩张囊腔的注射也会更精确。此外,超声和彩色多普勒功能可以帮助避免注射时损伤神经血管结构。注射均须严格执行无菌操作。

髋关节注射治疗

● **适应证**:髋关节关节内注射可用于髋关节疾病的诊断和(或)治疗。诊断性髋关节注射可以用来确定疼痛是否来源于髋关节,还可以区分无症状和有症状的髋关节内病变[1]。髋关节腔内注射治疗有助于缓解髋关节内病变引起的疼痛,如骨关节炎、髋关节撞击综合征和髋臼盂唇撕裂。相比于盲穿和暴露于辐射下的透视引导髋关节注射,超声引导下注射要更精确。此外,彩色多普勒功能也可以方便快捷地识别血管和股神经的位置。这也是超声引导下注射相对于透视引导的另一个优势。

- **药物剂量**：1~2mL 皮质类固醇（如 40mg 甲泼尼龙）与 3~4mL 的局部麻醉剂（如 1%利多卡因）混合液，22G、3.5 英寸的脊柱穿刺针。

- **相关局部解剖**：首先要在横切面辨识腹股沟内侧区的股神经、股动脉和股静脉结构。长轴显示股骨头与股骨颈的前缘，并且辨识旋股外侧动脉（升支，可用彩色多普勒确认）。找到髂前上棘（ASIS）并进行内侧矢状面扫查，找到股骨头圆形轮廓。然后，在股骨颈的长轴斜矢状面上确认股骨头、颈的交界部（图 5.1）[2,3]。

注射方法

1. **患者体位**：患者取仰卧位，消毒皮肤。
2. **探头类型**：凸阵探头。
3. **探头位置**：探头在大腿近端前方横切。
4. **平面内技术**：可以观察进针路径，避免损伤周边的敏感结构。
5. **进针位置**：平面内由外向内（由下向上）向股骨头颈交界处或略上方进针。注射点是股骨头颈交界处的关节囊前隐窝[2]。如伴有髋关节积液，可以同时进行抽吸。

　　提示：使用 27G 注射针注射 2~3mL 局部麻醉剂预先进行皮肤穿刺路径局麻。尽量在外侧穿刺，以远离内侧神经血管结构。因为位置较深，通常要以接近垂直的角度进针。髋关节位置的深浅可能会影响注射针的显示效果。相比于线阵探头，较低频率的凸阵探头深度穿透性更好，所扫查的面积也更大，这对于体型肥胖的患者更具优势。如果进针点位置距离探头位置较远或患者体型肥胖，则需要更长的注射针。进针点离探头越远，越能避免垂直于声束，穿刺针显示越清楚，但是进针的路径要更长[4]。注射需要准备无菌手套、无菌探头套和无菌超声凝胶。一些医师会使用延长管。注射时要避免损伤腹股沟内侧的股神经血管束和旋股外侧动脉[2,5]。

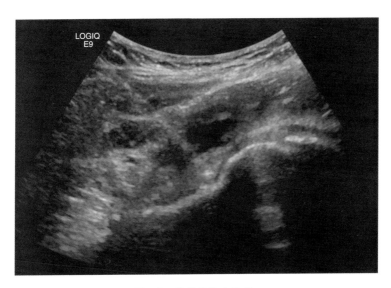

图 5.1　髋关节腔内注射。

坐骨结节滑囊注射治疗

● **适应证**：坐骨结节滑囊炎也被称为"织工臀"，坐位时会引起疼痛，触诊时发炎的坐骨结节滑囊会有局部压痛。坐骨结节滑囊位于坐骨结节与臀大肌之间，腘绳肌腱起点的浅方[6]。超声或 MRI 上可以看到坐骨结节滑囊内的液体，注射可的松可以缓解坐骨结节滑囊炎引起的疼痛。

● **药物剂量**：1mL 皮质类固醇加 4mL 局部麻醉剂的混合液。

- **相关局部解剖**:外侧扫查可明确股方肌浅层的坐骨神经。

注射方法

1.**患者体位**:患者可以取俯卧位或患侧在上同时屈髋屈膝90°的侧卧位[7]。

2.**探头类型**:凸阵探头。

3.**探查方法**:探头横切扫查坐骨结节,可以看到结节后方的声影。

4.**平面内**:可以观察进针路径。

5.**进针位置**:22G、3.5英寸注射针平面内由远向近,或由外向内进入坐骨结节滑囊。药物注射后可见囊腔扩大(图5.2)。

提示:可以通过改变患者体位获得更佳的注射路径。侧卧位时髋关节屈曲 90°可以增加坐骨结节与坐骨神经之间的距离[6],可以避免损伤坐骨结节外侧的坐骨神经,同时还可以避免腘绳肌腱的腱体内注射。

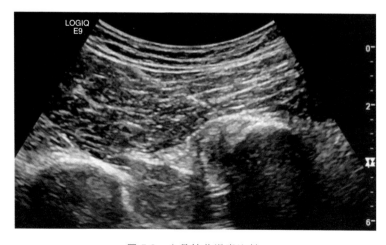

图 5.2　坐骨结节滑囊注射。

股外侧皮神经注射治疗

• *适应证*:股外侧皮神经(LFCN)是感觉神经,当 LFCN 受压迫或卡压时会出现感觉异常性股痛。股外侧皮神经可被其外侧的腹股沟韧带压迫[8]。感觉异常性股痛常引起大腿前外侧出现疼痛、烧灼感、麻木感和刺痛感。若患者对药物治疗或其他保守治疗无效,可行神经阻滞治疗。

• *药物剂量*：注射剂量可根据病情决定。可使用 2mL 局部麻醉剂用于神经阻滞，或使用 1mL 皮质类固醇和 4~8mL 局部麻醉剂来进行扩大范围的外周神经阻滞。

• *相关局部解剖*:LFCN 位于髂前上棘的内侧,距离不定,在缝匠肌和髂肌的表面。LFCN 在腹股沟韧带下方走行至缝匠肌表面,或者是偏外侧走行在缝匠肌和阔筋膜张肌之间(图 5.3)。在腹股沟韧带上方水平,神经走行在髂肌上方。因此,超声定位相比于单纯依靠解剖标志的盲穿更具优势。

注射方法

1.*患者体位*:仰卧位。

2.*探头类型*:凸阵探头。

3.*探查方法*:首先,探头横切扫查大腿近端前方,找到髂前上棘并将扫查探头置于髂前上棘上。调整角度扫查腹股沟韧带长轴[9]。内侧区域扫查可以在距髂前上棘不同距离处观察到股外侧皮神经[10,11],下方也需要扫查。神经在短轴上呈现"蜂窝状"表现[12],可以转动探头观察神经长轴并沿长轴扫查。在腹股沟韧带下方辨识股外侧皮神经,可在缝匠肌表面或缝匠肌和阔筋膜张肌之间的三角形筋膜间隙内寻找,然后向近端扫查[8]。对比双侧的神经直径可发现,症状侧神经会增粗。

　　4.**平面内**：短轴观察神经。

　　5.**进针位置**：选用25G、1.5英寸注射针，平面内由外向内进针至神经。可通过长、短轴观察注射液在神经周围扩散的情况。

　　6.**目标区域周围需避开的结构（如动脉、静脉、神经等）**：避免损伤到大腿内侧股神经血管束。

　　提示：注射前必须在大腿内侧扫查到股神经血管束。股外侧皮神经非常表浅，因此需要寻找神经深方的肌肉组织。要始终保持神经和针尖在观察范围内，避免进针太深造成组织损伤。神经卡压最常见的部位是在腹股沟韧带水平[8]。

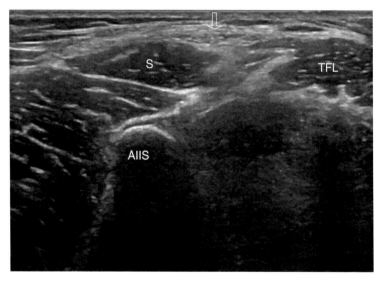

图5.3　股外侧皮神经(箭头)。S,缝匠肌;TFL,阔筋膜张肌;AIIS,髂前下棘。

股骨大转子滑囊注射治疗

● **适应证**：股骨大转子滑囊炎是髋关节外侧滑囊的炎症，可继发于臀肌腱撕裂、跟腱炎、腰椎神经根病或髂胫束疾病等多种肌骨疾病。主要症状包括行走时髋关节外侧疼痛、局部压痛或夜间侧卧时患侧疼痛。体格检查显示髋关节转子区域触诊时有压痛。随着影像技术的不断发展，超声可以对股骨大转子区域进行很好的显示和研究[13,14]。

大转子滑囊注射可以在髋关节外侧触诊的疼痛处直接进行。单纯依靠疼痛定位并不那么准确。局部麻醉剂的诊断性注射可以帮助鉴别疼痛是由滑囊炎引起还是由肌肉撕裂或腰椎疾病等其他原因引起。

● **药物剂量**：注射皮质类固醇，如40mg曲安奈德、40mg甲泼尼龙或6mg倍他米松。1~2mL局部麻醉剂，如1%利多卡因或0.5%罗哌卡因。针的长度可以依据体型选择，常用注射针长度为1.5~3.5英寸，规格为22~25G。此外，由于穿刺路径相对较长，超声引导下平面内介入需要更长的针。

● **相关局部解剖**：股骨大转子有四个面：臀小肌肌腱附着于前面(AF)，臀中肌肌腱附着于上面(SF)和外侧面(LF)，大转子囊(又称臀大肌下滑囊)位于臀大肌和大转子后面之间(图5.4)。

注射方法

1.**患者体位**：侧卧位。

2.**探头类型**：正常体型患者可用中频线阵探头，体型肥胖患者可用凸阵探头。

3.**扫查方法**：探头横切面扫查。从大转子前面扫查髋关节外侧，可以看到大转子外侧面和后面，注射位置在两侧面边界的略后方。

4.平面内：可全程观察进针路径。

5.进针位置：注射针在探头旁1cm处平面内由后向前进针(图5.5和图5.6)。当观察到针尖出现在屏幕边缘时，计划针尖至目标位置的轨迹线，当针尖角度与计划轨迹线相吻合时，缓慢进针至目标位置。

提示：如果无法穿至目标区域，可将针退回至皮下组织，然后改变角度。因为针穿入几厘米后再变化角度是十分困难的，对患者而言也会更加痛苦。避免向肌腱内注射药物，否则会引起肌腱的继发损伤。

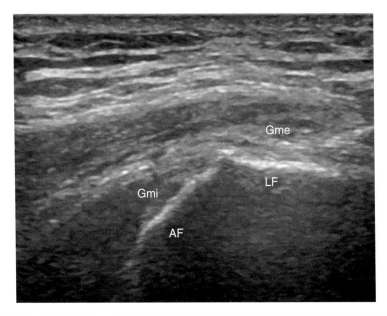

图5.4　平面内注射，大腿近端短轴扫查臀肌下滑囊和大结节骨面的超声表现。Gme，臀中肌下滑囊；Gmi，臀小肌下滑囊；AF，前面；LF，外侧面。

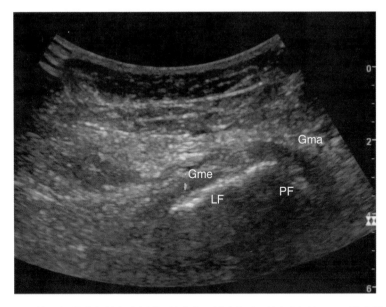

图 5.5 转子间滑囊短轴超声图像。针尖位于臀大肌和后侧面之间。Gme,臀中肌下滑囊;Gma,臀大肌下滑囊/大转子滑囊;LF,外侧面;PF,后面。

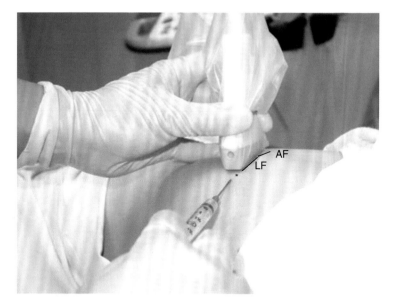

图 5.6 大转子滑囊平面内注射技术中探头和穿刺针的位置。穿刺针穿刺到大结节后面。LF,外侧面;AF,前面;星号标示大转子滑囊。

臀中/小肌滑囊注射治疗

● **适应证**:髋关节外侧疼痛和局部压痛,疼痛位于大转子稍前面或外侧面。超声引导有助于观察和定位注射针准确穿入这些较小的滑囊腔。

● **药物剂量**:40mg 曲安奈德、40mg 甲泼尼龙或 6mg 倍他米松与1~3mL 1%利多卡因或 0.5%罗哌卡因局部麻醉剂的混合剂。

● **相关局部解剖**:观察大转子前面和外侧面;臀肌下滑囊是位于肌腱和大转子骨面之间的低回声结构。髂胫束位于臀小肌和臀中肌的浅方,大转子前面和外侧面呈线状并形成一个锐角(图 5.7)。

臀中肌滑囊(Gme)位于臀中肌与大转子外侧面之间,臀小肌滑囊

(Gmi)位于臀小肌与大转子前面之间。

注射方法

1.**患者体位**:侧卧位。

2.**探头类型**:体型正常者使用线阵探头,体型肥胖者使用凸阵探头。

3.**探查方法**:探头横切面扫查。

4.**平面内**:平面内注射技术。

5.**进针位置**:平面内由后向前或者与探头呈纵向进针。规划从针尖到目标靶点的穿刺路径,找到最佳进针角度,然后将针穿至目标靶点(图5.8)。

提示:该注射穿刺路径没有重要的神经血管结构。然而,当针尖接触到发炎的肌腱时,疼痛会加重。为了避免疼痛,需缓慢进针。注射操作前须提前告知患者潜在的风险。此外,多普勒或彩色血流影像可以观察到注射时药液流动情况。

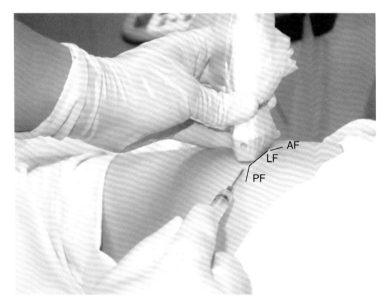

图 5.7　转子间滑囊平面内注射技术时探头和针的位置示意图。注射针由大转子后外侧进针。PF，后面；LF，外侧面；AF，前面。

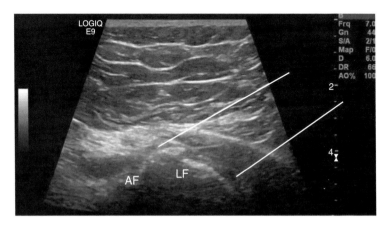

图 5.8　超声显示臀中肌和臀小肌肌腱短轴切面。臀中肌滑囊注射时针尖置于外侧面和臀中肌腱之间，臀小肌滑囊注射时针尖置于前面和臀小肌腱之间。

髂腰肌滑囊注射治疗

● **适应证**：髂腰肌滑囊炎可能是由于髋关节置换或弹响髋综合征引起，可以表现为髋关节置换几个月后出现腹股沟区疼痛进行性加重，髋关节屈曲、行走、被动伸髋或外旋时疼痛加剧。这种情况可能是由于髋臼假体与髂腰肌腱相互摩擦引起。注射前应排除人工关节本身、感染、血管疾病或腰椎疾病所引起的不适。该病诊断和治疗通常比较困难。MRI 和 CT 图像会有伪像影响，所以很难观察到关节假体附近的髂腰肌滑囊结构。超声可以清晰显示髂腰肌肌腱及滑囊，在考虑髂腰肌肌腱修复或切断术前，超声引导下髂腰肌滑囊注射具有诊断和治疗价值[15,16]。

● **药物剂量**：6mg 倍他米松、40mg 曲安奈德或 40mg 甲泼尼龙与 3~5mL 局部麻醉剂的混合剂。

● **相关局部解剖**：股动脉位于内侧，髂腰肌腱位于股血管神经束的外侧，髂骨或人工关节的浅方（图 5.9）。

注射方法

1. **患者体位**：仰卧位。

2. **探头类型**：凸阵探头。

3. **探头位置**：探头横切面扫查腹股沟韧带和髂骨的浅方。

4. **平面内**：操作过程中可显示进针路径。

5. **进针位置**：常规应用25G、3.5英寸注射针，可使用20G或18G针用于抽吸。在髂腰肌肌腱短轴切面由外向内进针（图5.10）。

提示：股神经血管束位于髂腰肌肌腱内侧，髂腰肌滑囊扩张可达动脉的深方。因此，鉴别滑囊与股动脉血管十分重要。彩色多普勒可以观察到股动脉内明显的血流信号,而滑囊内没有血流。注射过程中避免直接将针头穿至人工髋关节表面。虽然局部麻醉剂造成股神经阻滞十分少见,但也必须提前告知患者注射治疗的潜在风险。肌腱的各向异性十分常见,变换探头角度可以避免各向异性,使髂腰肌肌腱显示更加清晰。

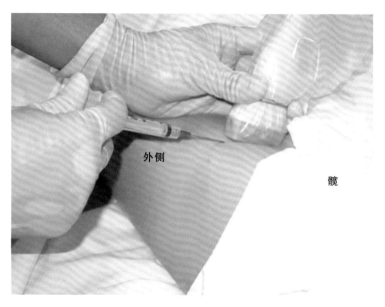

图 5.9　髂腰肌滑囊注射。探头短轴置于大腿近端,平面内由外向内进针。进针点位于探头外缘约 1cm 处。

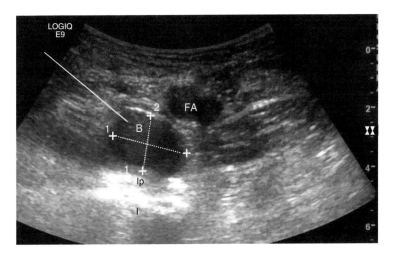

图 5.10　股动脉(FA)外侧方可见较大的无回声滑囊(B)。I,髂骨。

参考文献

1. Jacobson JA, Bedi A, Sekiya JK, Blankenbaker DG. Evaluation of the painful athletic hip: imaging options and image-guided injections. *AJR Am J Roentgenol*. 2012;199:516–524.

2. Cottrill JA. Hip joint injection. In: Malanga G, Mautner K, eds. *Atlas of Ultrasound-Guided Musculoskeletal Injections*. New York, NY: McGraw-Hill Education Medical; 2014:188–190.

3. Jacobson JA. *Fundamentals of Musculoskeletal Ultrasound*. Philadelphia, PA: Elsevier Saunders; 2013:348.

4. Levi DS. Intra-articular hip injections using ultrasound guidance: accuracy using a linear array transducer. *PM&R*. 2013;5:129–134.

5. Mulvaney SW. A review of viscosupplementation for osteoarthritis of the hip and a description of an ultrasound-guided hip injection technique. *Curr Sports Med Rep*. 2009;8:291–294.

6. Wisniewski SJ, Hurdle M, Erickson JM, et al. Ultrasound-guided ischial bursa injection: technique and positioning considerations. *PM&R*. 2014;6:56–60.

7. Harmon KG. Ischial bursa peritendinous injection. In: Malanga G, Mautner K, eds. *Atlas of Ultrasound-Guided Musculoskeletal*

Injections. New York, NY: McGraw-Hill Education Medical; 2014:204–208.

8. Tortland PD. Lateral femoral cutaneous nerve injection. In: Malanga G, Mautner K, eds. *Atlas of Ultrasound-Guided Musculoskeletal Injections*. New York, NY: McGraw-Hill Education Medical; 2014:246–249.

9. Tagliafico A, Serafini G, Lacelli F, et al. Ultrasound-guided treatment of meralgia paresthetica (lateral femoral cutaneous neuropathy): technical description and results of treatment in 20 consecutive patients. *J Ultrasound Med*. 2011;30:1341–1346.

10. Bodner G, Bernathova M, Galiano K, et al. Ultrasound of the lateral femoral cutaneous nerve. *Reg Anesth Pain Med*. 2009;34(3):265–268.

11. Soneji N, Peng PW. Ultrasound-guided pain interventions—a review of techniques for peripheral nerves. *Korean J Pain*. 2013;26(2):111–124.

12. Hurdle MF, Weingarten TN, Crisostomo RA, et al. Ultrasound-guided blockade of the lateral femoral cutaneous nerve: technical description and review of 10 cases. *Arch Phys Med Rehabil*. 2007;88:1362–1364.

13. Mouhsine E, Pelet S, Wettstein M, et al. Tuberculosis of the greater trochanter. Report of four cases. *Med Princ Pract*. 2006;15(5):382–386.

14. Long SS, Surrey DE, Nazarian LN. Sonography of greater trochanteric pain syndrome and the rarity of primary bursitis. *Am J Roentgenol*. 2013;201(5):1083–1086.

15. Wank R, Miller TT, Shapiro JF. Sonographically guided injection of anesthetic for iliopsoas tendinopathy after total hip arthroplasty. *J Clin Ultrasound*. 2004;32(7):354–357.

16. Dora C, Houweling M, Koch P, Sierra RJ. Iliopsoas impingement after total hip replacement: the results of non-operative management, tenotomy or acetabular revision. *J Bone Joint Surg Br*. 2007;89(8):1031–1035.

第 **6** 章

膝关节注射治疗

Douglas Murphy、Javier I. Soares

　　膝关节注射有多种路径[1],主要包括上外侧、上内侧、髌骨外侧、髌骨内侧、前外侧和前内侧入路[1]。本章主要介绍三种注射技术:髌上囊注射、前内侧注射和前外侧注射。若关节腔内存在明显的积液,可行抽吸并将液体送检,抽吸技术请参考其他专业书籍。注射时一定要避免注射到血管内。腘动脉位于膝关节后方,在关节周围分别有五个分支:中间支、内侧上支、内侧下支、外侧上支和外侧下支[2,3]。可以通过使用彩色多普勒超声扫查动脉结构和注射前回抽无血液两种确认方法来避免动脉内注射。避免神经损伤也同样重要。进针过程中患者出现感觉异常或感觉迟钝时,可以将针缓慢退回,轻微调整进针方向以避免损伤神经。所有注射均需严格执行无菌操作,包括无菌手套、无菌探头套、无菌耦合剂和皮肤消毒。若考虑关节内或滑囊内可能存在炎症,可以抽吸液体送检,延缓注射治疗直到炎症吸收后。

髌上囊注射治疗

　　●**适应证**[1]:膝关节囊腔内注射可以提供诊断和(或)治疗信息。诊断性膝关节注射和抽吸可以缩小疾病诊断范围。膝关节注射治疗可以减少骨性关节炎、痛风、类风湿性关节炎等引起的膝关节炎性疼痛。

87

● **药物剂量**：1.5~2 英寸、22~25G 针头连接 5mL 注射器，40mg 醋酸甲泼尼龙与 2mL 1%利多卡因混合剂。注射针可以根据患者体型进行选择调整。

● **相关局部解剖**：髌上囊位于髌骨的上方，股四头肌腱的深方，股骨前脂肪垫的上方。

注射方法[1]

1. **患者体位**：仰卧位，膝关节下支撑使其保持20°~30°屈曲。

2. **探头类型**：线阵探头，5~12MHz。

3. **探头位置**：线阵探头横切放置在髌骨上缘股四头肌腱附着处（图6.1）。

4. **平面内**：同时观察髌上囊和进针路径的最佳选择。

5. **进针位置**：探头平面内由膝关节外侧面进针。探头扫查髌骨和股四头肌肌腱明确髌上囊位置，然后在横切面扫查（图6.1）。注射针穿入阔筋膜张肌肌腱和股外侧肌之间至髌上囊，注射类固醇和利多卡因混合剂。

提示[2,3]：如果膝关节内有积液，按压膝关节远端可使髌上囊扩张，显示更加清晰。针尖在穿入 1cm 后即可以在屏幕上观察到，进而观察注射针进入髌上囊。若针尖显示不清，需要调整探头位置。多普勒扫查可以显示进针路径上的血管结构。此外，还要避免药物注入髌上囊周围的脂肪垫内。

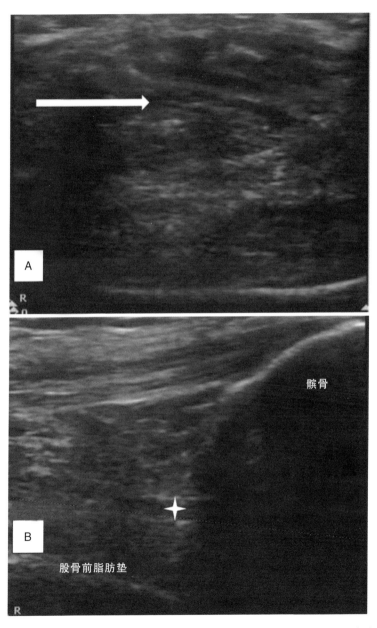

图 6.1 (A)髌上囊横断面,箭头指示进针方向。(B)长轴面髌上囊(星号)。(待续)

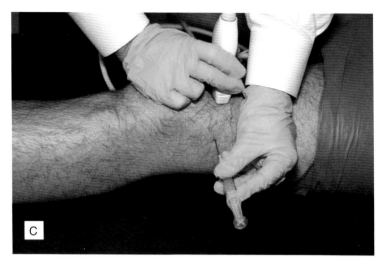

图 6.1(续) （C)探头放置位置和进针部位。

膝关节注射治疗(前侧路径)

- **适应证**[1,4]:膝关节注射可用于治疗骨性关节炎,自身免疫性炎症性关节炎,晶体沉积性关节炎如痛风或焦磷酸钙沉积等。

- **药物剂量**:1.5 英寸、22~25G 针头连接 5mL 注射器,40mg/mL 醋酸甲泼尼龙 1mL 与 1%利多卡因 2mL 的混合剂。

- **相关局部解剖**:探头于膝关节内侧放置时髌腱位于外侧(图6.2)或者探头与膝关节外侧放置时髌腱位于内侧。半月板即位于探头下方。探头在髌腱周围而不是在髌腱上方扫查膝关节。胫骨平台和股骨髁的曲面容易识别(图 6.2)。

注射方法

1.**患者体位**:坐于检查床旁,膝关节屈曲30°~90°。为了使关节更好地放松,可以把脚悬垂到床边。

2.**探头类型**:线阵探头,5~12MHz。

3.**探头位置**:探头纵向放置,且探头中点在关节间隙水平(图6.2)。

4.**平面外**:使用平面外技术。

5.**进针位置**:与关节上方的探头相邻的部位。针头穿过表浅脂肪层进入关节腔内,回抽无血液后将药物注入关节腔。

提示:注射液应能在关节腔内流动扩散,注射部位须使用无菌绷带。要避免将药液注入髌腱或用针刺穿髌腱。必须确认半月板和髌腱结构。注射时疼痛可能提示药物注入了脂肪组织。

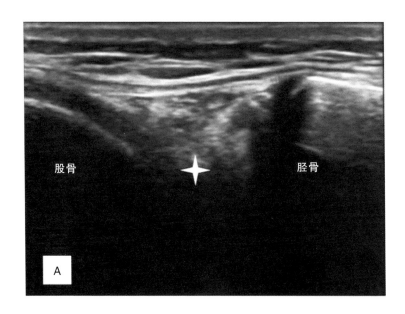

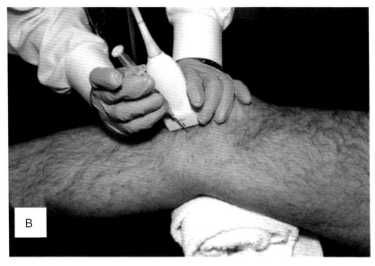

图 6.2 (A)膝关节内超声图像,星号标示注射位置。(B)探头放置位置和进针点。

鹅足腱滑囊注射治疗[5,6]

- **适应证**：鹅足腱滑囊肿胀疼痛，常见于中年肥胖女性，糖尿病多为易感因素。直接损伤是常见病因，肌肉紧张的运动员也常患此病。
- **药物剂量**：用 25G、3mL 注射器注射，1mL 40mg/mL 甲泼尼龙和 1~2mL 1%利多卡因混合剂 。
- **相关局部解剖**：鹅足腱滑囊位于胫骨近端内侧距关节间隙约 5cm 处，远端位于胫骨结节内侧 3~4cm 处，位于股薄肌、缝匠肌和半腱肌肌腱之间。

注射方法

1. **患者体位**：仰卧位，双腿伸直。
2. **探头类型**：线阵探头，5~12MHz。
3. **探查方法**：探头纵向放置沿肌腱长轴扫查。
4. **平面内**：使用平面内技术，但平面外技术也能使用。鹅足腱滑囊位置相对表浅，因此两种方法均可行。
5. **进针位置**：超声引导下穿入滑囊腔内(图6.3)。

提示：确保显示鹅足腱结构，避免药物直接注入腱体内。操作前，皮肤需用酒精或其他消毒溶液进行消毒。

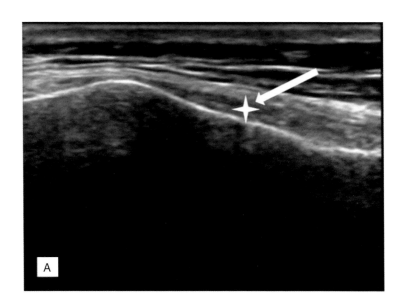

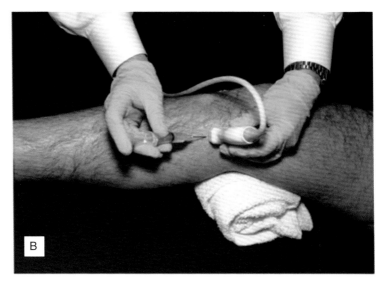

图 6.3　(A)鹅足囊影像图(星号)和进针方向(箭头)。(B) 探头放置位置和进针点。

髌下深囊注射治疗[7]

- **适应证**:也称为"牧师膝",为膝关节前侧疼痛。跌倒、奔跑、爬行和跪地等多种创伤可导致髌下深囊滑囊炎。
- **药物剂量**:用25G、3mL注射器,1mL 40mg/mL甲泼尼龙和1mL 1%利多卡因混合剂。
- **相关局部解剖**:髌下深囊位于髌腱深方的远端1/3处,即髌腱附于胫骨结节附着点前。

注射方法

1.**患者体位**:仰卧位,双腿伸开,膝关节屈曲20°~30°。

2.**探头类型**:5~12MHz线阵探头,也可使用7~15MHz曲棍球杆式探头。

3.**探查方法**:探头横断面扫查髌腱(图6.4)。

4.**平面内**:平面内技术可确认针在滑囊内注射而不是髌腱内。

5.**进针位置**:直接穿入囊腔。

提示:探头横切面放置于髌腱远端,注射针由外侧缘进入髌腱深方肿胀的滑囊内。将药物直接注入滑囊(图6.4)。

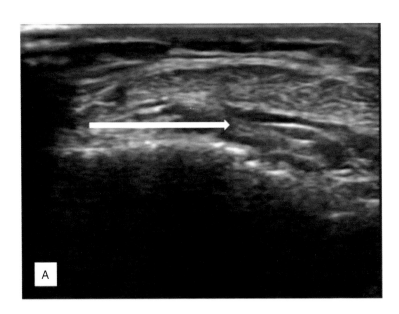

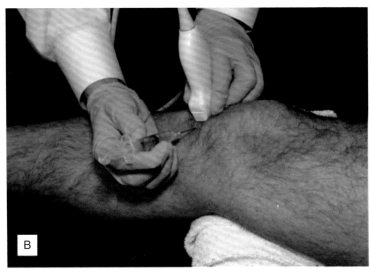

图 6.4　(A)髌下深囊横断面超声图,箭头标示进针方向。(B)探头放置位置和进针点。

髂胫束综合征注射治疗[8,9]

● **适应证**:髂胫束综合征表现为膝关节外侧面疼痛,并可放射至小腿外侧。跑步者易发,1.6%~12%与跑步有关[1]。由髂胫束在股骨外侧髁表面反复摩擦所致,滑囊即位于此处。髂胫束综合征还常见于入伍训练的新兵和自行车、举重、足球、高山速降滑雪等项目的运动员[1]。

● **药物剂量**:25G、1~1.5 英寸 3mL 注射器用于注射 1mL 40mg/mL 甲泼尼龙和 0.5mL 1%利多卡因混合剂。

● **相关局部解剖**:从股骨外侧髁水平髂胫束起点向下扫查至位于胫骨外侧的结节(Gerdy 结节)的附着点。

注射方法

1.**患者体位**:侧卧位,膝关节自然弯曲,患侧肢体朝上。

2.**探头类型**:线阵探头,5~12MHz。

3.**探头放置**:探头沿髂胫束从Gerdy结节自胫骨前外侧向股骨外侧髁方向做冠状面扫查(图6.5)。

4.**平面内**:使用平面内技术,但平面外技术也能使用。注射位置相对表浅,因此两种方法均可行。

5.**进针位置**[10]:平面内进针至股骨外侧髁表面的髂胫束深方。于髂胫束深方注射药物,注射液将使滑囊充盈。

提示:将药物注射到髂胫束内将增加其断裂的风险,应注射到其深方阻力较小的区域。

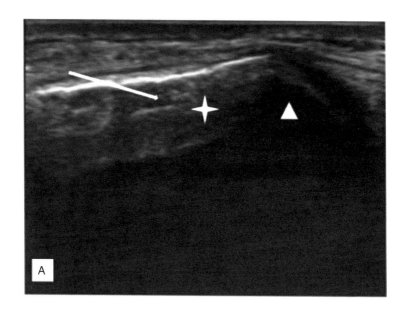

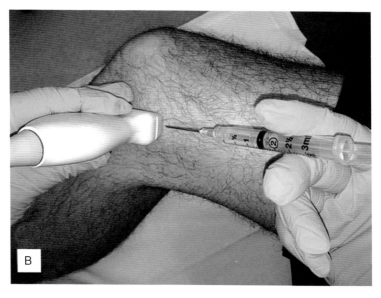

图 6.5　(A)髂胫束超声图,星号标示注射位点,箭头标示进针方向。(B)探头放置位置和进针点。

参考文献

1. Peng PW, Shankar H. Ultrasound-guided interventional procedures in pain medicine: a review of anatomy, sonoanatomy, and procedures. Part V: knee joint. Reg Anesth Pain Med. 2014;39(5):368–380. doi: 10.1097/AAP.0000000000000135

2. Henrichs A. A review of knee dislocations. *J Athl Train.* 2004;39(4):365–369.

3. Green NE, Allen BL. Vascular injuries associated with dislocation of the knee. *J Bone Joint Surg Am.* 1977;59(2):236–239.

4. Cardone DA, Tallia AF. Diagnostic and therapeutic injection of the hip and knee. Am Fam Physician. 2003;67(10):2147–2152.

5. January 29, 2013–1. ONDERZOEK. EN. BEHANDELING. IIA. PES ANSERINUS BURSITIS. Prof. Dr. Peter Vaes. 2ᵉ bachelor REVAKI. Academiejaar 2012–2013.

6. Rennie WJ, Saifuddin A. Pes anserine bursitis: incidence in symptomatic knees and clinical presentation. Skeletal Radiol. 2005;34(7):395–398.

7. LaPrade RF. The anatomy of the deep infrapatellar bursa of the knee. *Am J Sports Med.* 1998;26(1):129–132.

8. Gunter P, Schwellnus MP. Local corticosteroid injection in iliotibial band friction syndrome in runners: a randomized controlled trial. *Br J Sports Med.* 2004;38:269–272. doi: 10.1136/bjsm.2003.

9. Sutker AN, Barber FA, Jackson DW, Pagliano JW. Iliotibial band syndrome in distance runners. Sports Med. 1985;2(6):447–451.

10. Hong JH, Kim JS. Diagnosis of iliotibial band friction syndrome and ultrasound guided steroid injection. *Korean J Pain.* 2013;26(4):387–391.

第 **7** 章

踝关节及足部注射治疗

Douglas Murphy, Mohammad Agha, Javier I. Soares

踝关节注射治疗[1-7]

- **适应证**[1-5]：由于踝关节经常过分背屈,足球运动员和芭蕾舞演员中常见前踝关节病变。软骨损伤或骨折等创伤后常继发踝关节炎。创伤还可以造成骨坏死,也会导致关节炎的发生。骨刺的形成是由于关节囊对骨表面的牵拉,属于反复微创伤。除了骨刺,瘢痕、滑膜炎也会造成引起疼痛的撞击综合征。病史和体检会发现有关节疼痛、压痛、僵硬、肿胀、畸形和(或)关节不稳。踝关节背屈受限并有痛感。

- **药物剂量**：采用 3mL 注射器配合 25G、1.5 英寸注射针,1% 利多卡因 1mL 和 20mg 甲泼尼龙混合注射液。

- **相关局部解剖**：踝关节由胫骨、腓骨及距骨构成。胫腓骨远端构成踝关节的顶,胫距关节构成上、内侧关节面,腓距关节构成外侧关节面。胫距关节前方覆盖诸多解剖结构[胫骨前肌、姆长屈肌(FHL)、趾长伸肌(EDL)的肌腱、足背动脉及腓神经深支]。踝关节内侧重要结构较少,因此可作为进针部位。

注射方法[1-4]

1.患者体位：取仰卧位，保持膝关节屈曲，使脚平放于床面，这种体位使足轻度跖屈并使关节间隙开大。

2.探头类型：5~12MHz线阵探头。

3.探头位置：探头平行于胫骨置于胫距关节间，最好置于胫前肌腱和踇长伸肌腱之间（图7.1）。

4.平面内：此体位视野佳，并可避开足背动脉和腓深神经。

5.进针位置：一旦清晰显示关节结构，超声平面内进针刺入关节，并在关节间隙内注入药物（图7.1）。

提示：确保平面内进针途径能显示所有表面神经血管结构。将探头置于关节内侧，从而减少对周围肌腱等结构的损伤。进针注射前要确保识别腓浅神经、腓深神经和胫前动脉（前神经血管束）。

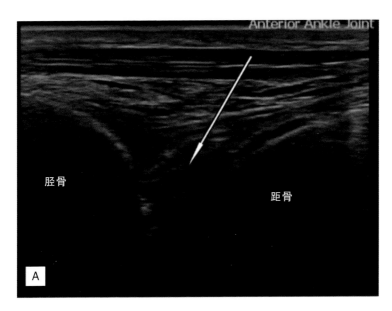

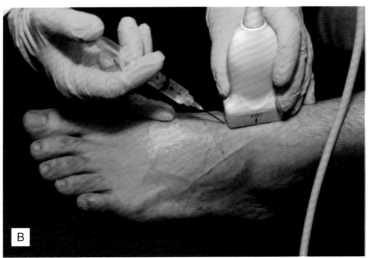

图 7.1 (A)超声引导下踝关节注射位置(箭头)。(B)探头及进针位置。

腓骨肌腱炎注射治疗

● **适应证**[10-12]：腓骨肌腱炎病变包括腱病、积液、肌腱半脱位及腱鞘炎。这些病理表现可同时发生，也可能由一种原因引起继发其他病变。患者外踝后方常有肿胀、疼痛感。跑步等活动使疼痛加剧，而休息后减轻。加压腓骨肌腱时疼痛感加剧或出现不同程度痛感。

● **药物剂量**：采用 3mL 注射器及 1.5 英寸、25G 注射针，1%利多卡因 1mL 和 20mg 甲泼尼龙混合注射液。

● **相关局部解剖**：腓骨长、短肌腱共用一个腱鞘，共同通过腓骨后方的骨性浅沟和表面覆盖的上支持带所形成的骨纤维管道。腓骨肌腱复合体的其余部分包括这些肌肉的肌腱、腓骨肌下支持带和腓籽骨。腓骨肌腱鞘在跟骨外侧的腓骨结节处分开走行。腓骨长肌位于腓骨短肌的外侧，向外踝走行中腓骨长肌腱位于短肌腱的外侧。肌腱到达腓骨后沟后，腓骨短肌完全移行为肌腱，腓骨长肌走行于腓骨短肌腱的后外侧。

注射方法[10-12]

1. **患者体位**：采用仰卧位，使外踝朝向检查者。

2. **探头类型**：选用5~12MHz线阵探头，7~15MHz曲棍球杆式探头。

3. **探头位置**：探头置于外踝凸起近端几厘米处，并横跨腓骨肌腱（图7.2）。

4. **平面内**：此平面适于长轴观察肌腱。

5. **进针位置**：沿探头长轴直接从前向后侧进针，针尖刺入腱鞘后，在腱鞘间隙内注射药物（图7.2）。

提示[10-12]：药物应注入共有腱鞘内，应避免药物注入肌腱内。注射点在两肌腱分叉处更便于操作。

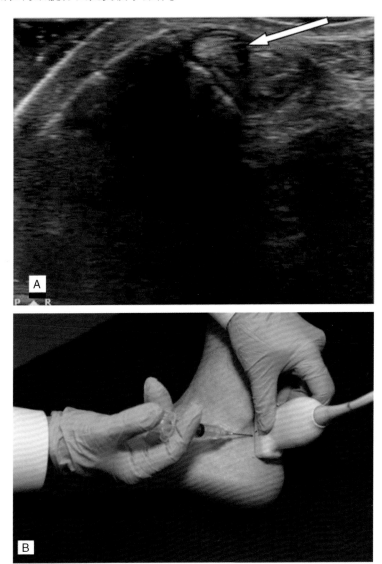

图 7.2　(A)超声引导下腓骨肌腱横断面，注射方向如箭头所示。(B)探头及进针位置。

后踝撞击征注射治疗[12-16]

● **适应证**[12-16]：此病与距后三角骨、距骨后突骨折、后侧或外侧骨突增大有关。足球、橄榄球、下坡跑和芭蕾舞等运动会造成后踝撞击，因距骨过于跖屈时后方滑膜和关节囊软组织受压引起。炎症可导致周围组织增厚、纤维化以及姆长屈肌腱(FHL)腱鞘炎。患者主诉用力跖屈时踝后侧疼痛，后踝的后内侧或后外侧压痛。此外还可见跖屈僵直。影像学特征包括滑膜炎、后关节囊肥厚、FHL腱鞘炎和距骨后侧骨髓水肿。

● **药物剂量**：采用3mL注射器及25G、1.5英寸注射针，1%利多卡因1mL和40mg甲泼尼龙混合注射液。

● **相关局部解剖**[12-16]：造成后踝撞击的主要是胫骨、跟骨之间的骨性结构，包括后踝、距后三角骨、距骨骨突、后距下关节及跟骨后结节。少数情况下，内外侧软组织也可以引起撞击综合征。内侧结构可能涉及胫后肌腱、FHL或趾长屈肌。文献曾报道过后踝间韧带受累，更少见的异常肌肉组织也有报道。

注射方法

1. **患者体位**：采用俯卧位，使后外踝靠近检查者。

2. **探头类型**：选用5~12MHz线阵探头，7~15MHz曲棍球杆式探头。

3. **探头位置**：探头平行于胫骨，置于胫距关节及胫腓关节体表的后外侧沟处(图7.3)。

4. **平面内**：推荐此位置，可以避免损伤腓肠神经和小隐静脉。

5. **进针位置**：平面内进针，穿刺后踝撞击的压痛区域(图7.3)。

6. **注意事项**[12-16]：外侧穿刺要识别并且避开腓肠神经和小隐静脉。内侧穿刺要避开胫后动脉、胫后静脉和胫神经。避免注射药物至跟腱。

提示[12-16]：超声引导下注射对疑难病例的诊断及治疗发挥着重要的作用。FHL 肌腱炎与三角骨综合征易混淆，对于三角骨综合征患者进行超声引导下穿刺有助于避开 FHL 腱鞘，可以避免三角骨综合征的诊断出现假阳性，从而选择不恰当的治疗方式。

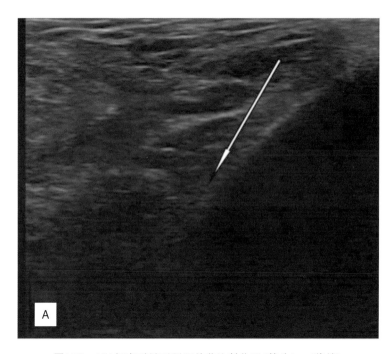

图 7.3　(A)超声引导下距跟关节注射位置(箭头)。(待续)

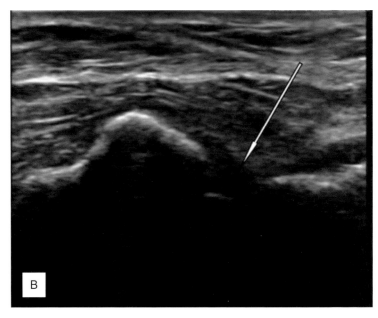

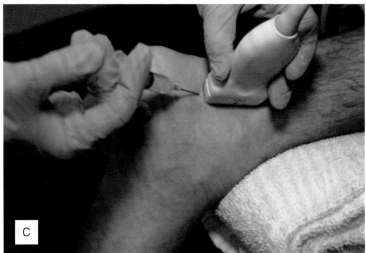

图 7.3(续) (B)超声引导下胫距关节注射位置(箭头)。(C)探头及进针位置。

跖腱膜炎注射治疗

● **适应证**[17-26]：跖腱膜炎引起的疼痛通常难以治疗。保守治疗不能缓解症状时，在手术治疗前可注射类固醇、富血小板血浆(PRP)或行增生疗法。跖腱膜炎是由于后足和中足过度旋前，使附着于跟骨结节的跖腱膜张力增加，导致跖腱膜近端局部发生炎症和退变。患者通常会出现足底内侧足跟痛，早晨或长时间休息后疼痛加重。压痛点在跟骨内侧结节处，踝关节背屈时疼痛加剧。此症状可经皮注射药物治疗。

● **药物剂量**：采用 3mL 注射器及 25G、1.5 英寸注射针，1%利多卡因 1mL 和 20mg 甲泼尼龙混合注射液。

● **相关局部解剖**：跖腱膜是起源于跟骨结节足底内侧面的纤维腱膜并且延伸到近侧趾骨。

注射方法[17-26]

1.**患者体位**：采用俯卧位，使脚悬在检查台边缘。

2.**探头类型**：选用5~12MHz的线阵探头。

3.**探头位置**：探头置于足底横切面显示跖腱膜(图7.4)。跖腱膜呈纤维回声结构。

4**平面内**：此体位穿刺时可使针达到跖腱膜的浅层和深层而无需穿透跖腱膜。

5.**进针位置**：注射部位用消毒液进行消毒。超声探查到跖腱膜后平面内进针到跟骨前部(图7.4)。

6.**避开结构**：穿刺时避开足跟脂肪垫并避免穿透跖腱膜。

提示：患者在注射药物后 48 小时内禁止剧烈活动，为了加强治疗效果，可以配合其他保守处理方式，包括拉伸训练。

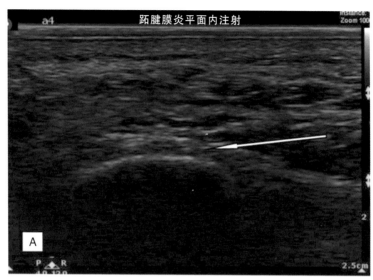

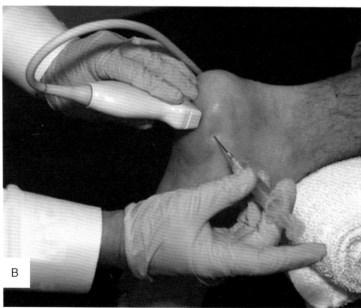

图 7.4 (A)超声引导下足底筋膜横断面注射位置(箭头)。(B)纵切扫查探头及进针位置。

莫顿神经瘤注射治疗[27-30]

- **适应证**[27-30]:莫顿神经瘤是起于趾神经的痛性神经瘤,发生于跖骨头之间,最好发于第三、第四跖骨头之间(该处足底内、外侧神经分支并行),第二好发位置在第二、第三跖骨头之间,尤其是常穿尖头鞋、高跟鞋的女性发病率高。超声表现为形态不规则的低回声包块。典型症状包括前脚掌的疼痛和感觉异常,但是并不一定都有症状。体检可发现局部压痛点和 Mulder 征阳性(两侧挤压跖骨头使压力传导至趾间间隙而出现的疼痛和声响)。

- **药物剂量**:采用 25G、1.5 英寸注射针,1% 利多卡因 0.5mL 和倍他米松(浓度 5.7mg/mL)1mL 混合注射液或者单独注射甲泼尼龙 20mg。

- **相关局部解剖**:莫顿神经瘤是由于跖骨头之间的相互运动和跖骨间韧带的压迫刺激后的增生所致,最常见于第三、第四跖骨间。

注射方法[27~30]

1. **患者体位**:采用仰卧位,使足背朝向检查者。

2. **探头类型**:选用 5~12MHz 线阵探头,7~15MHz 曲棍球杆式探头。

3. **探头位置**:探头纵向置于两跖骨间间隙(图7.5)。

4. **平面内**:穿刺全程可视化操作的最佳选择。

5. **进针位置**[27-30]:将针从足背远端插入跖骨间间隙,并以一定角度将针尖置于神经瘤中心与表面滑囊之中点(图7.5)。

提示[27-30]：在跖骨间间隙正中进针可以避开两侧较大的血管。平面内技术可全程显示进针点至注射点之间的穿刺针。

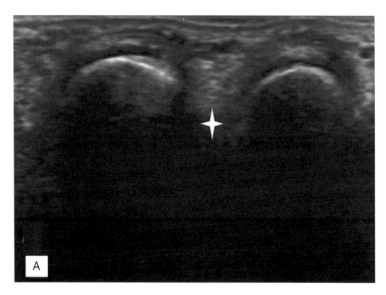

图 7.5   (A)跖骨间间隙横断面超声显示莫顿神经瘤(星号)。(待续)

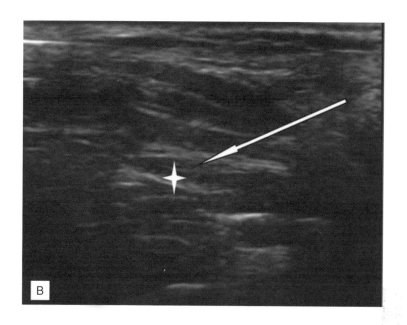

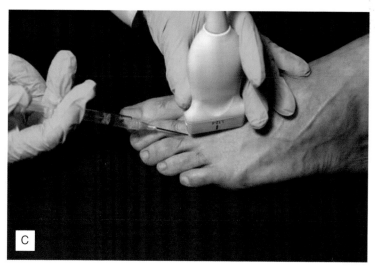

图 7.5(续)　(B)跖骨间间隙纵切面超声显示莫顿神经瘤(星号),箭头表示进针方向。(C)纵切面注射时探头放置及进针点位置。

跟骨后滑囊炎注射治疗[31-34]

● **适应证**[31-34]：症状为伴随跑步、行走和脚尖站立等运动出现的足跟后侧疼痛。穿鞋过紧或穿运动鞋也易患此病，还容易伴发 Haglund 畸形。体检可见跟腱的跟骨附着端出现红肿并且足背屈时出现疼痛。应辨别清楚皮下滑囊和腱下滑囊。

● **药物剂量**：采用 3mL 注射器及 25G 注射针，1% 利多卡因 1mL 和甲泼尼龙 20mg 混合注射液。

● **相关局部解剖**[31-34]：跟骨后滑囊位于跟腱和跟骨之间。与小隐静脉伴行的腓肠神经走行于跟腱和外踝之间，Kager 脂肪垫位于跟腱前方，跟骨后上方。

注射方法

1. **患者体位**：采用俯卧位，使跟腱远端靠近检查者。
2. **探头类型**：选用 5~12MHz 的线阵探头。
3. **探头位置**[31-34]：探头横置于跟腱后方显示跟腱短轴，平面内技术由外侧进针刺入滑囊（图7.6）。
4. **平面内**：有利于显示进针过程并可避免注射药物进入跟腱。
5. **进针位置**：将针从外侧穿刺进入滑囊（图7.6）。

提示[31-34]：避免注射药物进入跟腱，否则可能会增加跟腱断裂的风险。注射前应对患者进行风险告知。

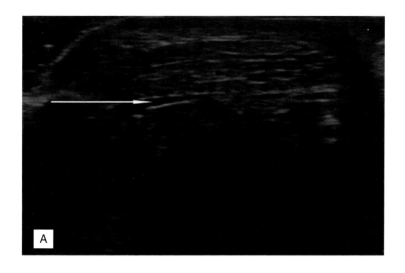

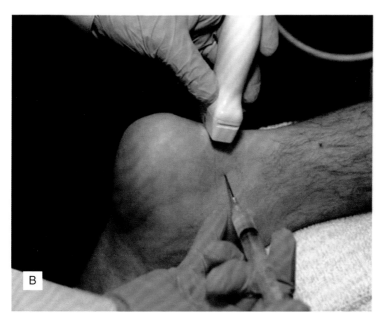

图 7.6 （A）超声引导下跟骨后滑囊横切面注射位置（箭头）。（B）探头放置及平面
内进针位置。

参考文献

1. DeWeber K. Tibiotalar joint injection. In: Malanga G, Mautner K, eds. *Atlas of Ultrasound Guided Musculoskeletal Injections*. New York, NY: McGraw-Hill Medical; 2014:309.
2. Parkes JC, Hamilton WG, Patterson AH, Rawles JG. The anterior impingement syndrome of the ankle. *J Trauma*. 1980;20(10):895–898.
3. Khoury NJ, el-Khoury GY, Saltzman CL, Brandser EA. Intraarticular foot and ankle injections to identify source of pain before arthrodesis. *Am J Roentgenol*. 1996;167(3):669–673.
4. Ogilvie-Harris DJ, Mahomed N, Demaziere A. Anterior impingement of the ankle treated by arthroscopic removal of bony spurs. *J Bone Joint Surg Br*. 1993;75-B(3):437–440.
5. Saunders S, Longworth S. *Injection Techniques in Orthopedics and Sports Medicine*. London: Elsevier/Churchill Livingstone; 2008.
6. Binachi S, Martinoli. *Ultrasound of the Musculoskeletal System*. Berlin, NY: Springer; 2007.
7. Previte WJ, Carson WG. Arthroscopy of the ankle: technique and normal anatomy. *Foot Ankle*. 1985;6(1):29–33.
8. Selmani E, Gjata V, Gjika E. Current concepts review: peroneal tendon disorders. *Foot Ankle Int*. 2006;27:221–228.
9. Neustadter J, Raikin SM, Nazarian LN. Dynamic sonographic evaluation of peroneal tendon subluxation. *AJR Am J Roentgenol*. 2004;183(4):985–988.
10. Grant T, Kelikian A, Jereb S, McCarthy RJ. Ultrasound diagnosis of peroneal tendon tears. *J Bone Joint Surg Am*. 2005;87(8):1788–1794.
11. Hager, Nelson A. Tendon sheath injection and percutaneous tenotomy of the distal peroneal brevis tendon. In: Malanga G, Mautner K, eds. *Atlas of Ultrasound Guided Musculoskeletal Injections*. New York, NY: McGraw-Hill Medical; 2014:364.
12. Karasick D, Schweitzer ME. The os trigonum syndrome: imaging features. *AJR Am J Roentgenol*. 1996;166:125–129.
13. Robinson P, Bollen SR. Posterior ankle impingement in professional soccer players: effectiveness of sonographically guided therapy. *AJR Am J Roentgenol*. 2006;187:W53–W58.
14. Mouhsine E, Crevoisier X, Leyvraz PF, Akiki A, Dutoit M, Garofalo R. Post-traumatic overload or acute syndrome of the os trigonum: a possi-

ble cause of posterior ankle impingement. *Knee Surg Sports Traumatol Arthrosc*. 2004;12(3):250–253.

15. Maquirriain J. Posterior ankle impingement syndrome. *J Am Acad Orthop Surg*. 2005;13(6):365–371.

16. Peace KAL, Hilliera JC, Hulme A, Healy JC. MRI features of posterior ankle impingement syndrome in ballet dancers: a review of 25 cases. *Clin Radiol*. 2004;59(11):1025–1033.

17. Salvi A. Targeting the plantar fascia for corticosteroid injection. *J Foot Ankle Surg*. 2015;1–3. doi:10.1053/j.jfas2014.10.011.

18. Maida E, Presley J, Murthy N, Pawlina W, Smith J. Sonographically guided deep plantar fascia injections: where does the injectate go? *J Ultrasound Med*. 2013;32:1451–1459. doi:10.7863/ultra.32.8.1451.

19. Chen C, Lew H, Chu N. Ultrasound-guided diagnosis and treatment of plantar fasciitis. *Am J Phys Med Rehabil*. 2012;91(2):182–184.

20. Cole C, Seto C, Gazewood J. Plantar fasciitis: evidence-based review of diagnosis and therapy. *Am Fam Physician*. 2005;72(11):2237–2242.

21. Cardinal E, Chhem RK, Beauregard CG, Aubin B, Pelletier M. Plantar fasciitis: sonographic evaluation. *Radiology*. 1996;201(1):257–259.

22. Li Z, Xia C, Yu A, Qi B. Ultrasound-versus palpation-guided injection of corticosteroid for plantar fasciitis: a meta-analysis. *PLoS One*. 2014;9(3):e92671. doi:10.1371/journal.pone.0092671.

23. Sabir N, Demirlenk S, Yagci B, Karabulut N, Cubukcu S. Clinical utility of sonography in diagnosing plantar fasciitis. *J Ultrasound Med*. 2005;24:1041–1048.

24. Kamel M, Kotob H. High frequency ultrasonographic findings in plantar fasciitis and assessment of local steroid injection. *J Rheumatol*. 2000;27:2139–2141.

25. Kane D, Greany T, Shanahan M, et al. The role of ultrasound in the diagnosis and management of idiopathic plantar fasciitis. *Rheumatology*. 2001;40:1002–1008.

26. Tsai WC, Hsu CC, Chen C, Chen MJ, Yu TY, Chen YJ. Plantar fasciitis treated with local steroid injection: comparison between sonographic and palpation guidance. *J Clin Ultrasound*. 2006; 34:12–16.

27. Bencardino J, Rosenberg JS, Beltran J, Liu X, Marty-Delfaut E. Morton's neuroma: is it always symptomatic? *AJR Am J Roentgenol*. 2000;175(3)649–653.

28. Goldin M, Shiple BJ. Morton's neurom injection. In: Malanga G, Mautner K, eds. *Atlas of Ultrasound Guided Musculoskeletal Injections*. New York: McGraw-Hill Medical; 2014:413.

29. Hughes R, Ali K, Jones H, Kendall S, Connell DA. Treatment of Morton's neuroma with alcohol injection under sonographic guidance. *AJR Am J Roentgenol.* 2007;188:1535–1539.
30. Wu KK. Morton's interdigital neuroma: a clinical review of its etiology, treatment, and results. *J Foot Ankle Surg.* 1996;35(2):112–119.
31. D'Agostino MA, Ayral X, Baron G, Ravaud P, Breban M, Dougados M. Impact of ultrasound imaging on local corticosteroid injections of symptomatic ankle, hind-, and mid-foot in chronic inflammatory diseases. *Arthritis Rheum.* 2005;53:284–292.
32. Aaron DL, Patel A, Kayiaros S. Calfee R. Four common types of bursitis: diagnosis and management. *J Am Acad Orthop Surg.* 2011;19(6):359–367.
33. Huggins, Mandy; Malanga, Gerard A. Retrocalcaneal bursa injection. In: Malanga G, Mautner K, eds. *Atlas of Ultrasound Guided Musculoskeletal Injections.* New York: McGraw-Hill Medical; 2014:378.
34. Schepsis AA, Jones H, Haas AL. Achilles tendon disorders in athletes. *Am J Sports Med.* 2002;30(2):287–305

第 8 章

颈椎及肋间注射治疗

Anuj Bhatia

疼痛介入治疗过程通常在解剖标志或透视引导下进行。超声作为一种可行的替代方法完全可以实现精准引导，而且能够清晰显示肌肉、神经、筋膜等软组织结构及血管。超声可极大提高颈椎和胸壁等相对浅表结构穿刺诊疗的安全性和准确性。然而，超声在一些方面也受到限制。首先，声波无法穿透骨骼，其次，介入操作者在实时操作过程中控制探头和穿刺针的经验不同。在进行本章描述的技术操作之前，需深入了解解剖结构并进行综合训练。

内侧支阻滞

● **适应证**：临床和(或)放射学诊断为椎小关节骨关节炎(FJ)患者的颈源性头痛、颈痛及肩痛症状，保守治疗无效者可行颈神经内侧支阻滞(MBB)。

注射目标为起源于颈神经后支，支配颈椎关节突关节的内侧支神经。对内侧支周围进行阻滞，然后监测颈、肩部疼痛水平或头痛强度。每个颈椎关节突关节受其上、下相邻的两支内侧支神经的双重神经支配。例如，第三颈椎的下关节突和第四颈椎上关节突之间的颈椎关节突关节(C3~C4)是由第三和第四颈内侧支神经支配的。因此，需要对相邻的两支内侧支神经进行阻滞,才能有效阻断由关节突关节引发的痛觉传导。需要注意的是,C2~C3 关节突关节的神经支配较特殊。C3 后支有两个内侧分支:深支绕过 C3 关节柱中部并支配 C3~C4 关节突关节;浅支称为第三枕神经(TON)。第三枕神经环绕 C2~C3 关节突关节的外侧,并在后侧发出关节支进入关节[1,2]。

● **药物剂量**:局部麻醉药(2%利多卡因或 0.5%丁哌卡因)最大剂量为 0.5mL。在实时超声可视化引导下将局部麻醉剂准确注射到关节突表面时,较少的剂量(例如 0.3mL)也完全可以[3]。

● **相关局部解剖**:内侧支神经起自颈神经后支并支配颈椎关节突关节。超声探查 C2 横突尖端后部表现为一连串"高峰和低谷"样波浪状强回声(图 8.1)。此征象为颈椎外侧面正常超声表现,"高峰"代表关节突关节,"低谷"代表相邻关节突之间的骨质表面,颈内侧支于此处沿从前向后方向走行。第一个高峰是 C2~C3 关节突关节,随即的"下坡"代表 C2 下关节突,并且可以显示 C2 上关节突的缺失。可在体表做水平标记指示 C2~C3 关节突关节和下方的其他关节突关节。内侧支神经位于低谷内,表现为圆形或椭圆形强回声(神经短轴),表面覆盖颈半棘肌(图 8.2)。经常能够看到神经旁有动脉伴行,通常是颈升动脉的分支。在彩色多普勒引导下注射可避免损伤血管。

注射方法

1.**患者体位**:患者取侧卧位,操作侧朝向上方。建议在穿刺操作前提前扫查以识别重要的解剖位置和超声标志。术者面向患者(图 8.3)。

2.**探头类型**:小面积高频线阵探头。

3.**穿刺技术**:探头纵切显示颈椎小关节突,采用平面外注射技术,注射针从探头前侧穿刺。

4.探头位置：探头纵向放置(平行于脊柱并与颈部侧面相垂直)，探头头侧缘置于耳后，高于颞骨乳突的尖端，保持纵切向尾侧缓慢移动探头。C1横突外侧端及偏尾端的C2可被辨识，并且其间可探查到搏动的椎动脉。

导致颈部疼痛的椎小关节位置决定了MBB阻滞的位置。如果是C3~C4和C4~C5椎小关节引起疼痛，那么需要阻滞第三、四、五颈内侧支神经，需要分别穿刺注射到C2~C3和C3~C4、C3~C4和C4~C5、C4~C5和C5~C6椎小关节之间的"低谷"位置。

消毒颈部的侧面皮肤及穿刺区域。用无菌探头套包裹探头，戴无菌手套，使用无菌耦合剂。将注射区域(内侧支神经，如显示不清则取"低谷"的最深处)置于屏幕中央。

5. 针的位置：25G皮下注射针(长度4cm或1.5英寸)接在含局部麻醉剂的3mL注射器上，操作者优势手持注射器，另一只手持超声探头，固定探头位置。超声引导下采用平面外技术于距探头腹侧(术者侧)5mm处，以与探头呈30°的角度穿刺入针，穿刺过程中稍微向背侧倾斜。缓慢进针，直到针尖突破颈半棘肌筋膜，使针尖置于神经附近(在神经不可见的情况下，针尖可置于"低谷"的最深处)(图8.4)。使针固定于邻近神经的关节突表面，将探头旋转90°获得关节突横断图像，此时可显示穿刺针的长轴，确保针尖位于横突后结节背侧，可使注射液在针尖前后扩散至整个"低谷"区域。第三枕神经(TON)位于C2~C3椎小关节表面，通常表现为高回声。该神经局部麻醉方法与上述阻滞颈内侧支神经的方法相同。

提示：超声可见颈神经根位于后结节前方，应避免注射液流向颈神经根。采用平面外进针技术，只能显示在超声束范围内的针尖或针杆横断面点状回声。可将延伸管连接到含生理盐水的注射器上，利用水分离技术定位针头的位置，仅需极少量0.1mL/次即可。由于颈内侧支神经毗邻椎动脉、其他动脉及神经结构,使得超声引导下 MBB 的技术难度较高。建议术者先通过超声引导下表浅神经或肌肉骨骼类操作获得一定经验后,再行颈 MBB。

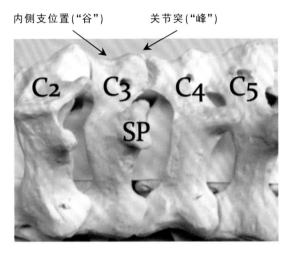

图 8.1　颈椎长轴面,左侧为头侧(C,颈椎;SP,棘突)。

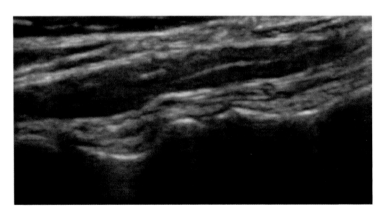

图 8.2　颈椎长轴声像图表现。两侧椎小关节之间的"低谷"最深处可见高回声的颈内侧支神经。

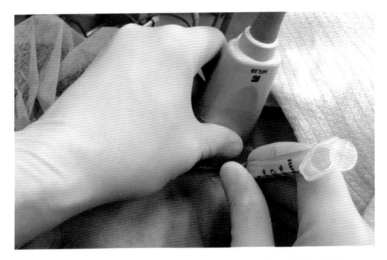

图 8.3 内侧支阻滞时患者、术者、探头及穿刺针的位置示意图。

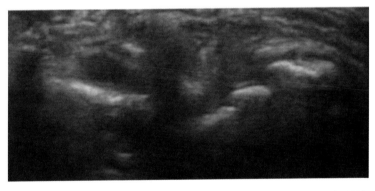

图 8.4 颈椎长轴超声图表现。针尖邻近内侧支神经,注射时可见半棘肌筋膜被抬高。

关节突关节内注射治疗

• **适应证**：在临床和(或)影像学支持关节突关节骨性关节炎的情况下，颈椎关节突关节内注射可诊断和(或)治疗对保守治疗不敏感的颈源性头痛、颈部和肩部疼痛。

• **药物剂量**：局部麻醉剂(2%利多卡因或0.5%丁哌卡因)最大剂量0.5mL或类固醇(5mg无防腐剂地塞米松或10~20mg甲泼尼龙或曲安奈德)。

• **相关局部解剖**：颈椎关节突关节由相邻上位椎体的下关节突和下位椎体的上关节突相对应组成。关节突关节由纤维囊包裹，内衬滑膜层。侧位观颈椎关节突关节呈头侧向尾侧的斜坡。C2~C3到C6~C7水平存在关节突关节，而C1~C2椎体间无关节突关节，这两块椎体通过寰枢关节相连。颈椎关节突关节注射就是采用局部麻醉和(或)类固醇注射到关节突关节内。目前尚无确切证据表明颈椎关节突关节注射可有效缓解颈部疼痛[4]，颈内侧支神经阻滞仍被认为是诊断关节突关节源性疼痛的"金标准"。

注射方法

1.**患者体位**：患者取俯卧位，前额下支撑以避免颈椎屈曲。建议在穿刺操作前提前扫查，以识别重要的解剖位置和超声标志。操作医师应站在靠近手术部位一侧(图8.5)。

2.**探头类型**：高频线阵小靴形探头。

3.**穿刺方法**：采用平面内技术。

4.**探头位置**：探头沿颈椎长轴纵向放置显示颈椎小关节柱。首先探头横切面扫查，辨识第二颈椎棘突的分叉。需注意的是，C3棘突也可呈分叉表现。因此，通过探查棘突分叉征象后，通常更靠近头侧方向的是C2棘突。C1椎体无明显的棘突，其后弓上有一个发育不全的结节。可以在皮肤上做水平标志线标示C2棘突位置平面。C2~C3 关节突就位于这条线上或稍靠近头侧。随即旋转探头至长轴位，探头位于操作侧的正中切面旁，使探头垂直于颈部背面，并与脊柱平行。保持长轴位缓慢移动探头尾部，确定关节突关节呈"波浪"状表现(图8.6)。上、下关节突表现为强回声，两者之间的关节间隙表现为无回声。

　　5.针的位置:25G皮下注射针(长度为4cm或1.5英寸)接在含局部麻醉剂的3mL注射器上。操作者优势手持注射器，另一只手持超声探头，固定探头位置。超声引导下采用自尾侧向头侧穿刺的平面内技术，在探头尾部约45°角入针。尾侧入路法方向与颈椎关节突关节的角度相一致，使针易于进入关节间隙[5]。针尖进入关节间隙后注射药物(图8.7)。如果颈椎关节突关节骨质增生会使穿刺受阻，此时注射液可通过关节"唇"渗透。

　　提示:消毒颈部的侧面皮肤及穿刺区域。用无菌探头套包裹探头，戴无菌手套，使用无菌耦合剂。将需注射的颈椎关节突关节置于屏幕中央，并使探头尽可能远离中线，有助于避免注射入脊髓。有助于定位颈椎关节突关节最外缘的一种方法是，移动探头至颈椎关节突关节在屏幕中消失后再向内侧返回至颈椎关节突关节出现。

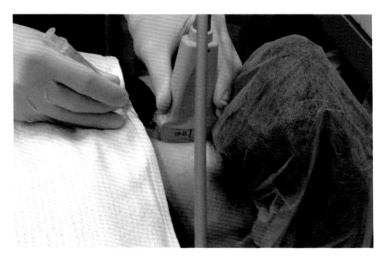

图 8.5 颈椎关节突关节内注射时,患者、术者、探头及穿刺针的位置。

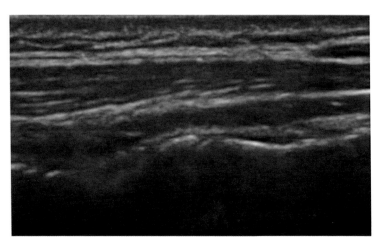

图 8.6 颈椎小关节超声表现为"波浪状"。颈椎关节突关节表现为"高峰",是左侧的下关节突与右侧的上关节突之间的间隙。

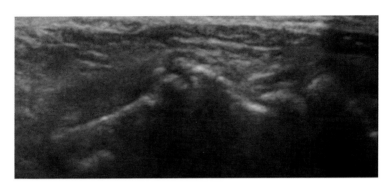

图 8.7　长轴显示颈椎关节突关节增生的超声表现,针尖已邻近颈椎关节突关节。

选择性脊神经根阻滞

● **适应证**:椎间盘突出或椎间孔狭窄致颈神经压迫可造成神经根型颈椎病。颈神经根周围通过局部麻醉剂和(或)类固醇注射可缓解疼痛[6],这种介入治疗的效果也可预判颈椎间盘切除或减压融合手术后的止痛效果。

颈椎神经位于椎间孔的下侧,根静脉位于上侧。此外,椎动脉、颈升动脉、颈深动脉邻近颈椎神经,这些动脉发出分支形成根动脉向脊髓供血。这些血管中 1/3 入孔后形成滋养血管供应脊髓,所以穿刺时即使位置正确也容易误伤血管[7]。而 X 线透视只有在血管被刺破后才可识别针尖在血管内,而超声在刺破血管之前即可分辨血管结构[5]。

● **药物剂量**:建议用量为 1mL 注射液,包含局部麻醉剂和(或)非颗粒状皮质类固醇(无防腐剂地塞米松 10mg)。

● **相关局部解剖**:颈前侧为甲状腺侧叶,后外侧为颈椎横突,第六颈椎横突有前、后两个结节,可见两个结节之间出现神经根进入视野(图 8.8)。神经根可以通过下面两个解剖标志来帮助识别——C6 有突出的前结节,C7 没有前结节。此外,椎动脉位于 C7 后结节前方,大多数人(约 90%)椎动脉在 C6 水平不可见。

注射方法

1.**患者体位**:患者取侧卧位,操作侧朝上。建议穿刺操作前,提前扫查以识别重要的解剖位置和超声标志。操作医师应站在患者后侧(图8.9)。

2.**探头类型**:建议使用高频线阵小靴形探头。

3.**穿刺方法**:采用平面内技术。

4.**探头位置**:患者取侧卧位,探头置于下颈部环状软骨水平横切面(短轴)扫查颈椎。识别横突前后两个结节后,向尾侧移动探头直到探查到第七颈椎横突只有一个后结节(前结节缺如/退化)。

后结节前方的颈神经根呈环状低回声,其前方的椎动脉具有搏动性,因此可以鉴别。向头侧移动探头可探查第六颈椎横突的突出的前结节及其较小的后结节。因第五、第四、第三颈椎横突的前、后结节大小无明显差别,因此可与第六颈椎鉴别。在短轴位需要轻微转动探头才能同时显示前、后结节,因为前结节通常相当于后结节更偏向头侧。

确定阻滞目标神经根,建议在彩色多普勒超声引导下注射,以避免注射过程中损伤神经根周围血管。

5.**针的位置**:将22G或25G规格的钝针(长度4~8cm,取决于皮肤穿刺点到神经根的距离)接在含局部麻醉剂和(或)非颗粒皮质类固醇的3mL注射器上。操作者优势手持注射器,另一只手持超声探头,固定探头位置。采用平面内技术,从探头后侧以与皮肤呈30°的角度进针(因为靠近操作者比较方便)。缓慢入针并调整角度,直到针尖在神经根后方,回抽确认针尖不在血管内之后,于神经根周围缓慢注入1mL注射液(图8.10)。

提示：消毒颈部的侧面皮肤及穿刺区域。用无菌探头套包裹探头，戴无菌手套，使用无菌耦合剂。将注射区域（神经根起始端）置于屏幕中央。颈椎的横突稍向下向前。在短轴切面的基础上轻微调整探头角度，以便清晰显示前、后结节和神经根起始端。90%的患者椎动脉进入第六颈椎下的横突孔，10%的患者椎动脉走行于第六颈椎横突孔外。因此，建议术前扫查时明确靶神经根周围所有走行异常的血管。没有观察到注射液在神经根周围扩展，可能是由于血管内注射或探头方向不正确。即使在高分辨率超声仪和探头引导下，小的根动脉仍较难识别。数字减影成像透视下注射对比可作为超声引导下避免血管内注射的一个辅助技术。

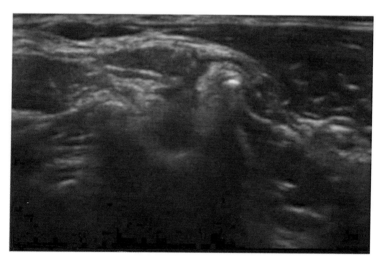

图 8.8　超声显示第六颈椎横突前结节（右）、后结节（左）及脊神经根。

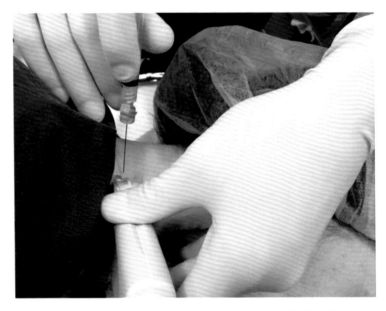

图 8.9　颈神经根注射时,患者、术者、探头和穿刺针的位置。

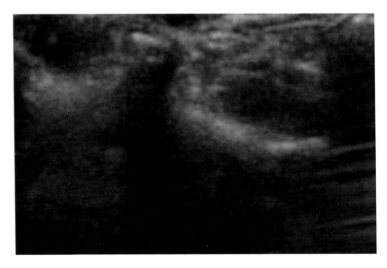

图 8.10　超声图像显示针尖位于颈神经根后方。

肋间神经阻滞

- **适应证**：肋间神经(ICN)支配胸、腹壁的皮肤肌肉组织。ICN阻滞可治疗胸部、上腹壁急性和慢性疼痛。肋骨骨折的疼痛、开胸术后持续性疼痛综合征以及与癌症相关的胸壁疼痛均适于ICN阻滞。

- **药物剂量**：每根肋间神经周围推荐注射1~2mL局部麻醉剂和(或)皮质类固醇(20mg甲泼尼龙/曲安奈德或5mg地塞米松)[8]。

- **相关局部解剖**：肋间神经位于在胸膜和肋间内肌之间，伴行肋间静脉和动脉走行于肋骨下缘，血管相对于神经更靠近上位肋骨的下缘。肋间神经外侧皮支支配胸部皮肤，于腋中、后线之间发出分支，肋间神经延续为前皮支。

注射方法

1. **患者体位**：患者取俯卧位，胸下垫圆枕来支撑。触诊确定肋骨角度。如果进行外侧皮支阻滞，扫查区域应覆盖肋角内侧。操作者站在靠近手术一侧(图8.11)。

2. **探头类型**：高频线阵探头。

3. **穿刺方法**：采用平面内技术，如平面内技术操作受限(例如肋间隙狭窄)，也可采取平面外技术，用短轴显示肋间隙。

4. **探头位置**：采用高频线型探头扫查肋骨(和肋间隙)短轴，可同时显示两根相邻肋骨。肋骨表现为略呈弧形的高回声，两根肋骨之间为肋间隙(图8.12)。扫查时从下往上数肋骨来确定肋间隙(从第十二肋开始)。肋间隙内分布有肋间外肌和肋间内肌，胸膜位于肌层深方并覆盖于肺。胸膜呈明显线型高回声且随呼吸滑动。

5. **针的位置**：注射部位为靠近上位肋骨下缘的肋间内肌内。进针点为目标肋间神经的下位肋骨上缘。在探头尾侧采用22G穿刺针

(长度为4cm或8cm)平面内技术入针。虽然建议保持目标区域位于屏幕视野正中,操作者可能需要向头侧稍微移动探头以避免穿刺针受下位肋骨影响。注射少量生理盐水有助于定位针尖位置。注射液注入肋间内肌后迅速扩散并且向下推挤胸膜(图8.13)。

在肋间隙较窄平面内技术进针受限的情况下,可采用平面外技术。缓慢进针的同时,水分离技术非常有助于定位。因为穿刺不当会造成刺破胸膜、气胸及肺损伤等严重后果。

注射完成后取出针头,随即对手术区胸部进行超声检查,确定是否有气胸。正常未损伤胸膜随呼吸运动"滑动",完整的肺表面可见彗星尾征(CTA)。以上两种征象在气胸时消失。

提示:第三至第六肋间隙因肩胛骨存在,肋角内侧较难显示时可行肩胛骨内侧注射(注射液≤1mL,以防止注射液向内侧蔓延至硬膜外间隙)。嘱患者同侧手臂上抬置于床边,此动作可使肩胛骨外移,或者直接在前侧注射(在这种调整的肋间神经阻滞术中,ICN 外侧皮支可能没有被阻滞)。如果将神经组织崩解性物质(酒精或酚)用于 ICN 阻滞治疗胸壁癌性疼痛,一定谨慎选择注射液用量。因为注射液可能会沿胸壁内侧蔓延到椎管内。只要针尖位置准确,0.5mL 足以满足手术需要。

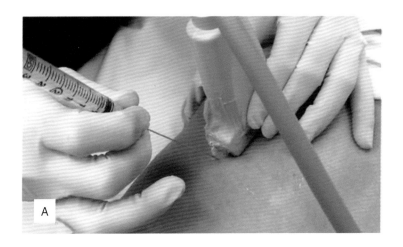

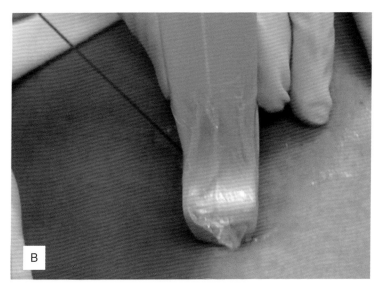

图 8.11　肋间神经阻滞时，患者、术者、探头和穿刺针的位置。采用平面内技术从探头尾侧边缘处入针 (**A**)，采用平面外技术从探头的外缘入针 (**B**)。

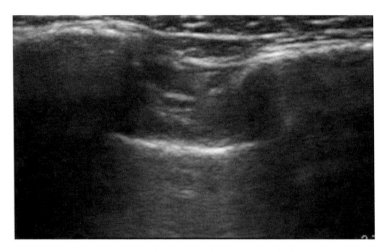

图 8.12　超声短轴切面显示肋骨、肋间肌、胸膜和肺。

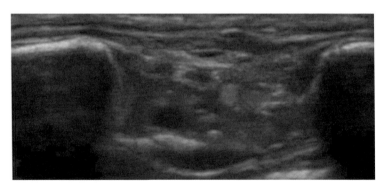

图 8.13　超声显示注射液处于肋间神经阻滞的恰当位置。可见胸膜被注射液压低。

参考文献

1. Siegenthaler A, Schliessbach J, Curatolo M, Eichenberger U. Ultrasound anatomy of the nerves supplying the cervical zygapophyseal joints: an exploratory study. *Reg Anesth Pain Med.* 2011;36(6):606–610.
2. International Spine Intervention Society. Cervical medial branch blocks. In: Bogduk N, ed. *Practice Guidelines for Spinal Diagnostic and Treatment Procedures.* 2nd ed. San Francisco, CA: International Spine Intervention Society; 2013:101–139.
3. Finlayson RJ, Gupta G, Alhujairi M, et al. Cervical medial branch block: a novel technique using ultrasound guidance. *Reg Anesth Pain Med.* 2012;37(2):219–223.
4. Barnsley L, Lord SM, Wallis BJ, Bogduk N. Lack of effect of intra-articular corticosteroids for chronic pain in the cervical zygapophyseal joints. *N Engl J Med.* 1994;330:1047–1050.
5. Narouze S, Peng P. Ultrasound-guided interventional procedures in pain medicine: a review of anatomy, sonoanaotmy and procedures. Part II: axial structures. *Reg Anesth Pain Med.* 2010;35(4):386–396.
6. Vallee JN, Feydy A, Carlier RY, et al. Chronic cervical radiculopathy: lateral-approach periradicular corticosteroid injection. *Radiology.* 2001;218:886–892.
7. Huntoon MA. Anatomy of the cervical intervertebral foramina: vulnerable arteries and ischemic neurologic injuries after transforaminal epidural injections. *Pain.* 2005;117:104–111.
8. Bhatia A, Gofeld M, Ganapathy S, et al. Comparison of anatomic landmarks and ultrasound guidance for intercostal nerve injections in cadavers. *Reg Anesth Pain Med.* 2013;38:503–507.

第 9 章
骶管及梨状肌注射治疗

Carl P. C. Chen、Henry L. Lew

骶管注射治疗

- **适应证**:定位于下腰椎神经根的有根性症状的放射性腰背部疼痛。
- **药物剂量**:倍他米松 3mL、利多卡因 5mL 及生理盐水 12mL 配制的混合注射液 20mL。
- **相关局部解剖**:骶管裂孔(中线),骶角(外侧),骶尾韧带。

注射方法

1. **患者体位**:取俯卧位。
2. **探头类型**:一般患者采用线性探头,肥胖患者采用凸阵探头。
3. **进针技术**:平面内技术作为首选,可将针进入骶角的过程可视化。因无法看到针的全长,不推荐平面外技术。
4. **进针位置**

平面内技术:患者取俯卧位,移动探头中线横切显示骶管裂孔横切面,可探及骶角、骶尾韧带和开放的骶管裂孔(图9.1)。将探头旋转90°置于骶角之间,纵切骶管裂孔。将穿刺针穿过骶角之间的骶尾韧带至骶管硬膜外空隙。由于超声波无法穿透骨性结构[1],所以超声图像不能显示穿刺进入骶管内的针尖部分(图9.2)。

平面外技术:由于骶管穿刺过程中穿刺针无法可视化,因此不推荐采用。

提示:建议与皮肤呈 20°角进针,以避开骶骨骨性结构和避免骨内注射。骶管平均直径 5.3±2.0mm,注射成功率与个体的骶管直径有关,直径过小时成功率较低。骶管裂孔闭合者禁行骶管注射。

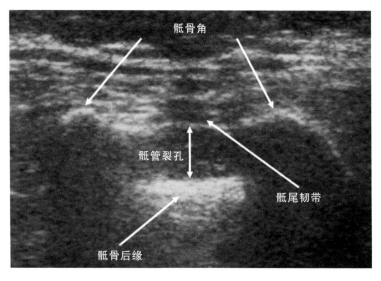

图 9.1 骶管裂孔横切面超声图像可显示骶骨角、开放的骶管裂孔、骶尾韧带及骶骨后缘。

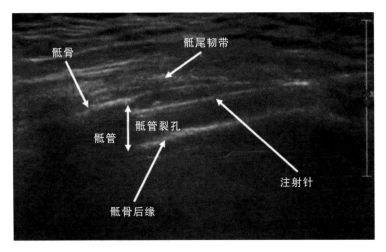

图 9.2　骶管裂孔长轴，超声可清晰地实时观察到针穿刺骶管裂孔进入骶管硬膜外间隙。

梨状肌注射治疗

- **适应证**：从臀部放射至腿的神经根性疼痛。
- **药物剂量**：倍他米松 1mL 和利多卡因 2mL 的混合液。
- **相关局部解剖**：梨状肌在内侧起于骶骨外缘，肌腱附着于股骨大转子，臀大肌覆盖于其表面，坐骨神经走行于其深方。

注射方法

1.**患者体位**：取俯卧位。

2.**探头类型**：采用凸阵探头。

3.**进针技术**：推荐使用平面内技术，穿刺针进入肌肉的过程可视化，而且可以避免损伤坐骨神经。因针的显示效果差，所以不推荐采用平面外技术。

4.进针位置

平面内技术:由于在梨状肌注射时可动态显示针的全长,因此平面内技术作为首选(图9.3)。梨状肌走行于骶骨外侧缘与股骨大转子之间。首先横切面显示骶骨,水平左/右移动探头寻找并确认骶骨外侧缘,然后朝股骨大转子方向进一步向外侧移动探头,直到找到梨状肌的大转子附着端。实时超声可完整显示梨状肌全长(图9.4)。超声引导下采用由内侧向外侧的路径进行梨状肌注射[2]。

平面外技术:不推荐平面外技术。

提示:应注意显示坐骨神经,因为坐骨神经与大转子邻近。在注射前先行鉴别,以免意外损伤神经。

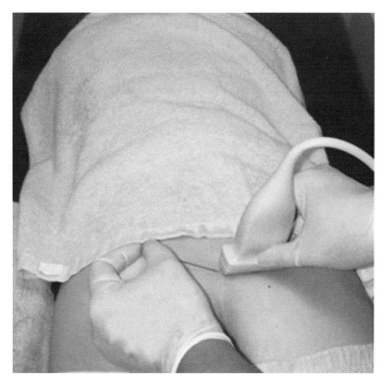

图 9.3　患者取俯卧位, 梨状肌注射建议采用由内侧向外侧入路。

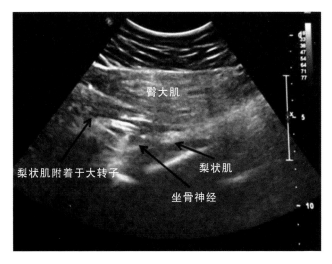

图9.4　超声纵切显示梨状肌及其周围的解剖结构。梨状肌肌腱呈较薄的强回声带,位于臀大肌深方。

参考文献

1. Chen CP, Tang SF, Hsu TC, et al. Ultrasound guidance in caudal epidural needle placement. *Anesthesiology*. 2004;101:181–184.
2. Chen CP, Shen CY, Lew HL. Ultrasound-guided injection of the piriformis muscle. *Am J Phys Med Rehabil*. 2011;90:871–872.

推荐读物

Chen CP, Lew HL, Tsai WC, et al. Ultrasound-guided injection techniques for the low back and hip joint. *Am J Phys Med Rehabil*. 2011;90:860–867.

Chen CP, Wong AM, Hsu CC, et al. Ultrasound as a screening tool for proceeding with caudal epidural injections. *Arch Phys Med Rehabil*. 2010;91:358–363.

Fowler IM, Tucker AA, Weimerskirch BP, et al. A randomized comparison of the efficacy of 2 techniques for piriformis muscle injection: ultrasound-guided versus nerve stimulator with fluoroscopic guidance. *Reg Anesth Pain Med*. 2014;39:126–132.

Gofeld M, Montgomery KA. Spine ultrasonography: interventions and diagnostics. *Pain Manag*. 2012;2:373–382.

Jankovic D, Peng P, van Zundert A. Brief review: piriformis syndrome: etiology, diagnosis, and management. *Can J Anaesth*. 2013;60:1003–1012.

Nikooseresht M, Hashemi M, Mohajerani SA, et al. Ultrasound as a screening tool for performing caudal epidural injections. *Iran J Radiol*. 2014;11:e13262.

Park JH, Koo BN, Kim JY, et al. Determination of the optimal angle for needle insertion during caudal block in children using ultrasound imaging. *Anaesthesia*. 2006;61:946–949.

Wilson JJ, Furukawa M. Evaluation of the patient with hip pain. *Am Fam Physician*. 2014;89:27–34.

索 引